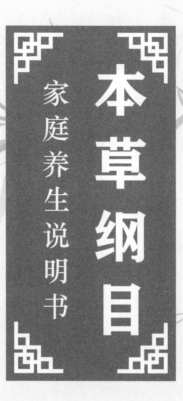

本草纲目

家庭养生说明书

易磊 主编

U0189531

中国科学技术出版社

·北 京·

图书在版编目（CIP）数据

本草纲目家庭养生说明书 / 易磊主编. -- 北京：
中国科学技术出版社，2024.6
ISBN 978-7-5236-0558-5

Ⅰ. ①本… Ⅱ. ①易… Ⅲ. ①《本草纲目》—养生(
中医) Ⅳ. ①R281.3 ②R212

中国国家版本馆CIP数据核字（2024）第053049号

策划编辑	崔小荣　卢紫晔
责任编辑	齐　放　史朋飞
封面设计	杜美萱
正文设计	华图文轩
责任校对	焦　宁
责任印制	李晓霖

出　　版	中国科学技术出版社
发　　行	中国科学技术出版社有限公司
地　　址	北京市海淀区中关村南大街16号
邮　　编	100081
发行电话	010-62173865
传　　真	010-62173081
网　　址	http://www.cspbooks.com.cn

开　　本	710mm×1000mm　1/16
字　　数	183千字
印　　张	14.75
版　　次	2024年6月第1版
印　　次	2024年6月第1次印刷
印　　刷	北京瑞禾彩色印刷有限公司
书　　号	ISBN 978-7-5236-0558-5/R·3205
定　　价	56.00元

编 委 会

主　　编：易　磊

副 主 编：刘　乐　　相光鑫

编写人员：王国防　　王雷防　　牛林敬

　　　　　杨亚飞　　勾秀红　　杨同英

　　　　　王　振　　李宪广　　张熠哲

　　　　　谢姝婧

中药小本草　全家大健康

人难免生病，生病就要看病。说起看病，很多人就头疼：看病能不挂号吗？有花点儿小钱就能保全家人健健康康的良药佳方吗？有！而且还是能治本的药——本草。简而言之，在保障人体健康的过程中，本草演绎着一个又一个传奇，试举两例，即可窥见一斑。

其一，话说"柴胡"

相传，蜀国的凤凰山上有两个长工：一个姓柴，一个姓胡。二人同为一个地主干活，亲如兄弟。有一天，胡弟因病要被地主撵走，愤然之下，柴兄一咬牙，背起胡弟一起走了，到了半山腰，柴兄将胡弟放下，放在一些野草旁边，然后去寻找吃的。不觉半晌已过，眼看天色已晚，胡弟等得肚子也饿了，口也渴了，便顺手拔些身边的野草，嚼着它的根充饥。后来，柴兄带着柴火和野果、野菜等回来，开始生火煮食，他俩美美地吃了一顿，并露宿在山头。

黎明时醒来，胡弟觉得很奇怪，自己昨晚怎么没有发病，经过思量，他们共同想到了吃"草根"之事。于是，柴兄就试着用这种野草煎汤给胡弟喝，果然见效。后来，这兄弟俩也就不再打长工了，而是采药去卖，而且各取其姓作为此药的名称，这就是今天提到的"柴胡"。

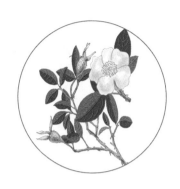

其二，话说"莱菔子"

慈禧太后垂帘听政，辅佐年幼皇帝本是好事，但不想内忧外患，弄得这位"老佛爷"劳累过度，以致卧床不起。一些御医在膳食中倍加营养滋补之品，但慈禧太后服下之后，却觉得头晕眼花，甚至怒火一起来，就开始流鼻血。

无奈之下，宫中张贴"皇榜"以招募良医，不久，有个江湖郎中见到告示后揭榜进宫。为慈禧太后把脉之后，郎中从药袋里取出3钱莱菔子，研成细末后，又加入了一点面粉，用茶水调和均匀，继而搓揉成3个丸子，让慈禧太后按每次1丸、每日3次服药。御医们都将信将疑，但不曾想，一丸下去，鼻血就止住了；两丸下去，眩晕也除了；三丸末了，太后诸恙已平，食欲顿开。

一味本草药，一个关于养生的传奇故事，而这本《本草纲目家庭养生说明书》收集汇编了数百种具有神奇疗效的本草和近千个本草治方，在对家庭成员结构做基本分层后，富有针对性地将相关常见病的调治融入其中。比如，辛苦了一辈子，也该安度晚年的父母；整天家务缠身，不仅要养生还要养颜的"贤妻良母"；还有那些被称为"顶梁柱"的当家男人；以及祖国的花朵、家庭希望所在的孩子们。

本书脉络清晰，而且从病种上，将那些常见病一一罗列，与疾病相应的本草治方更是千挑万选，对症用药，不仅有很好的功效，而且加工简便。如此一来，爷爷奶奶、爸爸妈妈及孩子们都能一目了然、各取所需。我们还依托本草，另辟专节，对常见病做了详细的归结，将纯粹以药物为主的本草切切实实地变成了为健康保驾护航的"中药堂"。

数十种病，囊括了内科、外科、男科、妇科等所有常见病；数百幅图，是一部好懂、好用还好看的医学百科书；近千张方，为调理、保障健康提供了科学实用的家庭养生治病方案！用方中尽显本草养生的神奇，细节中洋溢着编辑的真情和苦心。

送家人，《本草纲目家庭养生说明书》代表的是一份无言但深沉的亲情！

给爱人，《本草纲目家庭养生说明书》代表的是一份默默但坚贞的爱情！

赠朋友，《本草纲目家庭养生说明书》代表的是一份绵长的牵挂和祝福！

编 者

目　录

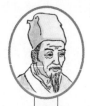

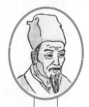

本草纲目家庭养生说明书

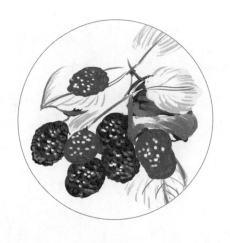

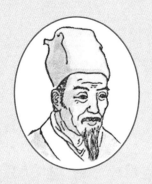

　　有这样一本书，被达尔文盛赞为"中国古代的百科全书"，它就是明代著名医药学家李时珍著的《本草纲目》。《本草纲目》被誉为"东方医学巨典"，是我国本草发展史上的一座丰碑，不仅保存了大量几近散佚的本草文献，成为后人研究中医药文献的重要参考书目，而且改进了传统的药物分类法，为我国乃至世界自然科学的进步作出了重要贡献，在世界医药学领域影响深远。本书以科学、实用、易懂为原则，将《本草纲目》重新分类和阐释，在取其精华的基础上，对所涉本草配以精美图片，以便读者鉴别，正确取材与使用，集防病、治病、保健为一体，因人而异，提出针对性的对症调养，以方便读者应用。

第一章

本草养生，身体健康一家亲

中医学讲"药食同源"，许多食物即药物，它们之间并没有绝对的分界线。古代医学家将中药的"四性""五味"理论运用到食物之中，认为每种食物也具有"四性""五味"。人一生中要吃许多食物，但再好、再有营养的食物，如果不针对体质摄入，不仅可能徒劳，甚至会贻害健康。南方人多食米谷，北方人多食麦面，食素进荤，于本草养生，正是应了那句话：适合你的才是最好的。

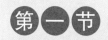

营养均衡，吃对比吃好更重要

　　人是铁饭是钢，一顿不吃饿得慌。事实上，饮食养身体，远不止是吃饱的问题，也不是很多人所认为的那样，吃有营养的"好东西"就可以了。饮食搭配，基本原则是膳食平衡，搭配则是饮食结构合理。具体来说，粗细搭配、荤素搭配、三餐搭配、稀稠搭配，这既是食养的基本原则，也是发挥本草养生效用的四个基本方略。

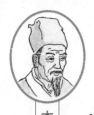

粗细搭配：

防止肥胖、不伤肠胃

营养学家认为，每周至少吃3次粗粮，才更有益于健康。对家庭而言，粗粮细粮搭配要合理。处在生长发育阶段的儿童和体弱多病的老年人尤其要注意。因此，我们在把"好吃的"拿给孩子和老年人之前要有所选择，这里说的"好吃的"，既不是昂贵的食物，也不是高营养的食物。"好"的标准是有利于健康。

那么，家庭饮食调养身体，该怎么做才能让全家人都健康呢？有一个必须遵守的基本原则——膳食平衡。针对现在饮食比较精细的特点来说，就是要粗粮和细粮搭配。所谓的"粗粮"是相对于稻米、小麦等

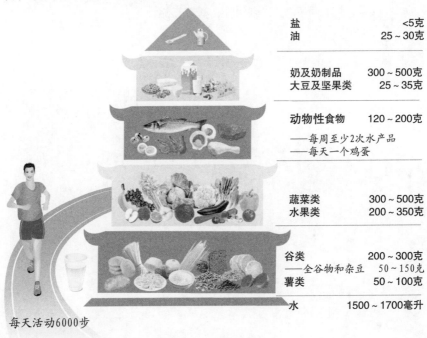

盐	<5克
油	25～30克
奶及奶制品	300～500克
大豆及坚果类	25～35克
动物性食物	120～200克
——每周至少2次水产品	
——每天一个鸡蛋	
蔬菜类	300～500克
水果类	200～350克
谷类	200～300克
——全谷物和杂豆	50～150克
薯类	50～100克
水	1500～1700毫升

每天活动6000步

中国营养学会推荐的中国居民平衡膳食宝塔（2022年）

"细粮"而言的，主要包括玉米、高粱、小米、荞麦、燕麦、莜麦、薯类及各种豆类等在内的产品。

天天都是白面米饭、山珍海味、大鱼大肉的人们是不是该清理一下自己的肠胃了呢？吃些粗粮可以使你的肠胃更健康，食欲更好。《黄帝内经》有"五谷为养"的说法，言外之意是粗粮、细粮均有丰富的营养，搭配着吃对健康有利。我们知道不同品种的粮食，其性味不同，营养价值也不尽相同。如在五谷之中，粳米味甘、芝麻味酸、大豆味咸、麦味苦、黄黍味辛。再比如：燕麦富含蛋白质；小米富含色氨酸、胡萝卜素；豆类富含优质蛋白；高粱不仅脂肪酸含量高，还有丰富的铁；薯类含胡萝卜素和维生素C。

众多粗粮还具有不同的药性，如玉米被公认为世界上的"黄金作物"，它的纤维素要比精米、精面高4～10倍。纤维素可加速肠部蠕动，可排除导致大肠癌的因子，降低胆固醇吸收，预防冠心病。绿豆味甘性寒，有利尿消肿、中和解毒和清凉解渴的作用。荞麦含有其他谷物所不具有的叶绿素和芦丁。荞麦中的维生素B_1、维生素B_2比小麦多2倍，烟酸是其3～4倍。荞麦中所含烟酸和芦丁都是治疗高血压的有效药物。经常食用荞麦对糖尿病也有一定疗效。

新鲜的糙米又比精米对健康更为有利，因粮食加工得越精细，其中含有的维生素、蛋白质、纤维素损失得就越多。粗粮中的膳食纤维，虽然不能被人体消化利用，但能通肠化气、清理废物、促进食物残渣尽早排出体外。

粗粮还有减肥的功效，比如玉米。玉米中含有大量镁，镁可加强肠壁蠕动，促进机体废物的排泄，有助于减肥。玉米须有利尿作用，也可用于减肥。我们可以把玉米须煮汤当茶饮，也可把玉米制作成玉米糕、玉米饼等食品。经膨化后的原味玉米花体积很大，食用后可消除人的饥饿感，且热量非常低，是绿色的减肥食品。

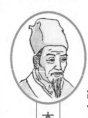

荤素搭配：

强身健体事半功倍

　　人们基本上都能做到荤素搭配，很少有人只吃素或只吃荤，这里所说的荤素搭配更多的是在说一种科学、合理的搭配。比如就家庭而言，偏荤是很多人的共同饮食趋向，也因此出现了很多的肥胖者。随着经济发展而出现的饮食结构改变，肥胖症、高血压、糖尿病、高脂血症、脂肪肝等越来越多的富贵病也应运而生。这在儿童群体中也很常见，近些年来，我们走在大街上不难碰到小胖墩儿。这种情况也给家庭的饮食养生提了个醒。

　　小胖墩儿的出现有多种因素，但最主要的还是"吃"。因为他们从小过食脂肪、蛋白质、甘甜类食物，其中糖果、奶油蛋糕以及冰激凌等食品都是高热量的。如果身体运动量不大，多余的能量就会转化为脂肪类堆积在体内，形成肥胖症。

　　膏粱厚味，我们现在泛指食物中那些油脂大且油腻的种类，尤

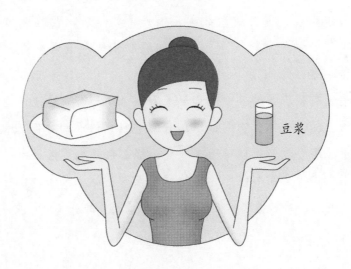

豆浆

以动物性脂肪、蛋白质厚腻丰富的食物为主，如肥猪肉、牛肉、羊肉等，以及以这些为材料而加工出来的副食品。"鱼生火，肉生痰"，吃肉一定要有节制，它只起到一定的补益作用。

《黄帝内经》上说："膏粱之变，足生大疔。"意思就是说，如果膏粱厚味吃得太多了，人就该长疮了。

所以，家庭的掌勺者，在调理家庭饮食的时候，一个重要的方面就是要适量食用膏粱厚味食物，注意做到膳食平衡。怎样才能做到呢？主要是根据身体的营养需求，调整饮食结构，注意主食、果蔬和肉类等几类食物之间的平衡。只有这样才能达到营养身体、预防疾病的目的。为了保证平衡膳食，应当养成不挑食、不偏食的良好饮食习惯。此外，一日三餐就餐时间的间隔为 4～6 个小时，吃早饭要适量，午饭不过饱，晚饭要吃少，不要暴饮暴食，讲究饮食卫生。

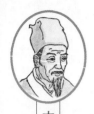

三餐搭配：

早好午饱夜间要少

要想身体好，精心安排一日三餐不可少。吃好早餐，不但身体好，而且学习、工作效率高。一日三餐，早餐为宝。不吃早餐，中午必然会暴食暴饮，加重胃肠负担；或饿"过头"了，导致食欲降低。长此以往，将引发肠胃疾病或造成身体虚弱。

吃好早餐去上学、上班，精力充沛，孩子上课可以专心听讲，学习效率高，大人工作效率也高。早餐应该是一顿膳食平衡的"正餐"，而不应用残羹剩饭来应付。为方便，前一天晚上可把第二天早上吃的东西提前准备好。

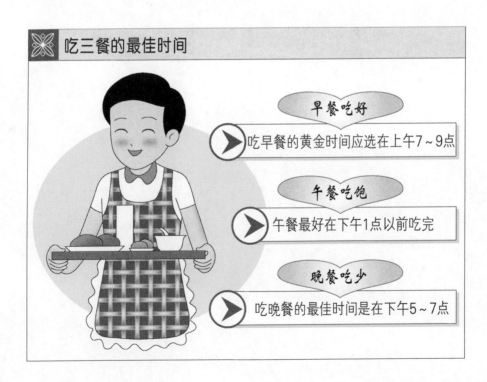

吃三餐的最佳时间

早餐吃好
▶ 吃早餐的黄金时间应选在上午7～9点

午餐吃饱
▶ 午餐最好在下午1点以前吃完

晚餐吃少
▶ 吃晚餐的最佳时间是在下午5～7点

人们应养成早睡早起的好习惯，只有这样，早晨才有充裕的时间坐下来吃早餐。千万不要养成随手拿点食物、边走边吃的坏习惯。膳食平衡、营养丰富的早餐，应包括主食、高蛋白食物和一些小菜。主食如馒头、包子、豆包、面包、蛋糕等；富含蛋白质的食物如牛奶、酱肉、卤猪肝、煮鸡蛋、煮黄豆等；小菜如拌胡萝卜丝、拌海带丝、豆腐乳等。

午餐要吃饱。拒绝午饭的人或是没有胃口，或是为了减肥。饿得不行了就吃个苹果，或者喝杯酸奶。这样会影响肠胃的蠕动，影响消化功能，还可能会出现胃溃疡。而且在三餐的饮食分配比例上看，午餐应该占40％，因为它提供的能量和营养是一天中最重要的，对人体一天中体力和脑力的能量补充起到承上启下的作用。现在很多人中午用餐的方式是：一个汉堡加上一杯红茶或咖啡或一个炸鸡腿，或是到附近快餐店要一份饭或面的套餐，这些看似营养充足的套餐，虽然大多有蔬菜，但含量却太少，并且缺乏矿物质、维生素。

晚餐，在中国被看成是正餐，很多人习惯晚上吃得酒足饭饱，但实际上，这对人体健康不利。俗话说："晚餐少吃口，活到九十九。"《黄帝内经》中有"胃不和则卧不安"一语，意思是胃不舒服就睡不安稳。同时在《素问·厥论篇》中有"腹满胀，后不利，不欲食，食则呕，不得卧"的论述。两者的道理一样，就是指饮食不当，脾胃功能失调就会影响睡眠。然而，快节奏的生活方式，使不少家庭养成了一种早餐、中餐马虎，晚餐丰盛的生活习惯。这种习惯暗藏着很多问题，给人们的健康留下诸多隐患。

第一，晚餐太晚

有规律的一日三餐才有利于人体健康。现在不少人的早餐、中餐基本上是定时的，唯有晚餐的时间不固定，一些家庭要到晚上8~9点，甚至10点多才进晚餐。据国外专家研究，患尿路结石与晚餐太晚有关。人体排尿高峰一般在饭后4~5小时，晚餐后不久就睡觉，产生的尿液会全部潴留在尿路中不能及时排出体外，尿路中尿液的钙含量也就不断增加，久而久之就会形成尿路结石。

第二，比例失调

一般来说，早、中、晚三餐的比例应为3∶4∶3，如果晚上9~10点睡觉，早、中、晚餐比例应为4∶4∶2。这样既能保证活动时能量的供给，又能在睡眠中让胃肠得到休息。尽管很多人知道晚餐饱食的危害，但家人团聚，说说笑笑，还是会不知不觉地过量进食。

第三，营养过剩

晚餐菜肴丰盛，且多是高蛋白、高脂肪、高能量食物。危害老年人健康的心绞痛、糖尿病、心肌梗死，与长期进食丰盛的晚餐有十分密切的关系。大量的高蛋白、高脂肪、高能量食物，会使血脂、血糖猛然升高，睡眠时血流缓慢，大量血脂的凝固性增强，极易沉积在血管壁上，促使动脉硬化和血栓的形成，又可导致肝脏制造更多的低密度脂蛋白和极低密度脂蛋白，把过多的胆固醇运载到动脉壁堆积起来，造成"雪上加霜"的局面。

丰盛的晚餐还是恶性肿瘤尤其是结肠癌的重要诱发因素。一天的副食大部分由晚上一餐吃下，活动又少，必然有一部分蛋白质不能消化，也有小部分消化产物不能被吸收，这些物质在大肠内受到厌氧菌的作用，会产生肠内毒素，可对大脑产生毒性刺激，促使大肠癌的发生。

晚餐过饱会使胃肠负担加重，久而久之引发失眠、神经衰弱等病症。有专家认为，长期失眠、多梦的患者，不妨在晚餐上找找原因。少而精的晚餐，或许可以帮助你解除失眠、多梦的痛苦。

吃喝搭配：
饭前喝汤胜服良方

常言道："饭前先喝汤，胜过良药方。"这话是有科学道理的。这是因为从口腔、咽喉、食道到胃，犹如一条通道，是食物必经之路，吃饭前，先喝几口汤（或喝一点水），等于给这段消化道加点"润滑剂"，使食物能顺利下咽，防止干硬食物刺激消化道黏膜。吃饭间，中途不时进点汤水也是有益的，因为这有助于食物的稀释和搅拌，从而有益于胃肠对食物的消化和吸收。若饭前不喝汤，吃饭时也不进汤水，则饭后会因胃液的大量分泌使体液丧失过多而产生口渴的感觉。这时才喝水，反而会冲淡胃液，影响食物的吸收和消化。所以，有营养学家认为，养成饭前或吃饭时不断进点汤水的习惯，可以减少食道炎、胃炎等疾病的发生。同时，那些常喝各种汤、牛奶和豆浆的人，消化道也易于保持健康状态。

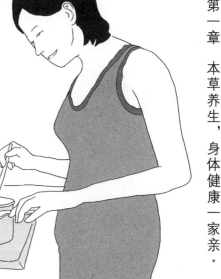

但如果吃饭时将米饭或硬馍泡汤吃却不同了。因为我们咀嚼食物，不仅要嚼碎食物，便于咽下，更重要的是要由唾液把食物润湿，而唾液中有许多消化酶，具有帮助消化吸收及解毒等作用，对健康十分有益。而汤泡饭由于饱含水分，松软易吞，人们往往懒于咀嚼，未经唾液充分的作用就把食物快速吞咽下去，会给胃增加负担，长时间就容易导致胃病。所以，不宜常吃汤泡饭。

当然，饭前喝汤有益健康，并不是说喝得越多越好，不仅要因人而异，而且要掌握喝汤时间；一般中、晚餐前以半碗汤为宜，而早餐前可适当多喝些，因为一夜睡眠后，人体水分损失较多。喝汤时间以饭前20分钟左右为宜，吃饭时也可缓慢、少量喝汤。总之，喝汤以胃部舒适为度，饭前饭后切忌"狂饮"。

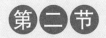

第二节

因人而异，小本草健康大功臣

　　吃些"小零食"也能确保大健康，这听起来有悖常理，但事实如此。比如，老年人可以多吃红枣，男性可以多吃桃子，而女性可以多吃杏，孩子可以多吃李子。这是因为红枣具有益气补血、健脾胃、润心肺、生津等功效；桃子有补中益气、养阴生津、润肠通便的功效；杏有祛痰止咳、润肠等功效，杏仁还有美容功效；李子具有清热生津、泻肝涤热、活血解毒等功效。但凡事都有个"度"，桃子、杏、李子都不可多吃，尤其是杏和李子。此外，瓜子等"小零食"也一样，适量食用对健康有好处。

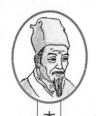

食养三段论：

老、中、小各不同

在家庭饮食中，作为家庭掌勺者而言，最为难的是众口难调。老年人、孩子，男性、女性都要吃想吃的、吃喜欢吃的，而且还要吃出健康来。这在很大程度上给准备一日三餐的家庭掌勺者出了个难题。怎么办呢？事实上，家庭饮食相对来说已经形成了固定的饮食习惯，那么该如何进行针对性调理，菜品又如何在此基础上更加丰富呢？

相对来说，食疗要有针对性，针对不同疾病、疾病的不同阶段，采用不同的食疗方案，"对症用膳"。但由于不同年龄段的人其保健、补养却有一些相同的生理特点和不同的病理变化，应注意有针对性地辨证施膳。一个人一个口味，这里从三个基本的年龄段入手，进行说明和调理指导，以方便掌勺者主厨的时候参考。

一、少年儿童

儿童与成人在生理上最主要的区别是儿童处于发育阶段，身体尚未成熟，属于稚阴稚阳，脏腑娇嫩，易虚易实。根据儿童的生理特点易出现热症、阳证，处于生长期需较多的营养物质，且儿童脾胃不足，过食生冷、油腻之品极易损伤脾胃，引起消化不良。因此，小儿的饮食应少温补、多样化、富有营养、易于消化，尤其应注意时时呵护脾胃，以补后天之本。

维生素A是促使大脑发育的物质，推荐食物有鳝鱼、黄油、牛乳、奶粉、胡萝卜、韭菜、柑橘类等；B族维生素是智力活动的助手，推荐食物有香菇、野菜、黄绿色蔬菜、坚果类等；维生素C是使大脑敏锐的必要物质，推荐食物有红枣、鲜果类（柚子、草莓、西瓜）、黄绿色蔬菜等；维生素E是保持大脑细胞活力的物质，推荐食物有甘薯、莴苣、肝脏、黄油等；碳水化合物是大脑活动的能量来源，推荐食物有杂粮、糙米、红糖、糕点等；脂肪是健脑的首要物质，推荐食物有芝麻、核桃仁、肉类和坚果等；蛋白质是智力活动的物质基础，推荐食物有瘦肉、鸡蛋、豆制品、鱼贝类等，鱼脑是很好的健脑食品；钙是

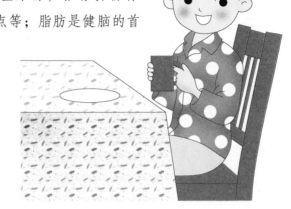

保证脑持续工作的物质，推荐食物有牛奶、海带、骨汤、小鱼类、紫菜、野菜、豆制品、虾皮等；胡萝卜素可防治智力缺陷，推荐食物有油菜、荠菜、苋菜、胡萝卜、花椰菜、甘薯、南瓜、黄玉米等。

二、中年人

　　青年时期人体脏腑功能旺盛，各器官组织都处于鼎盛时期。中年期是一个由盛而衰的转折点，脏腑功能逐渐由强而弱，而这个时期的许多人又肩负工作、生活两副重担，往往抓紧时间拼命工作，自恃身体好而忽视了必要保养。按我国现阶段的年龄划分标准，35～59岁称为中年。按世界卫生组织近年的年龄划分标准，45～59岁为中年。中医认为过度劳体则伤气损肺，长此以往，则少气力衰，脏腑功能衰败，加速衰老；而过度劳心则阴血内耗，出现记忆力下降，性功能减退，气血不足，久而久之出现脏腑功能失调，产生各种疾病。中年人的身体状况本就不如青年时期，所以中医很注重中年人的保健调养。《景岳全书》指出"人于中年左右，当大为修理一番，则有创根基，尚于强半"。中年时的补养不但能使身体强壮，也可防治早衰。通过

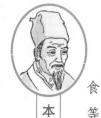
食疗选用补肾、健脾、舒肝等功效的食物，可达到健肤美容、抗疲劳、增智、抗早衰、活血补肾强身的作用。

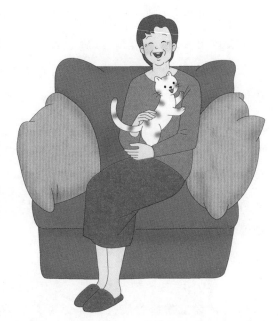

人到中年时身体机能会逐渐下降，肥胖也容易找上门来。但肥胖对中年人的健康有很大影响，如容易诱发糖尿病、脂肪肝、高血压等疾病。那么中年人的饮食该如何安排呢？应注意控制总热量，避免肥胖。摄入适量蛋白质，中年人每天需摄入70～80克蛋白质，推荐食物有牛奶、禽蛋、瘦肉、鱼类、家禽、豆类和豆制品等，其中豆类及豆制品含有较丰富的植物蛋白质，对中老年人非常有益。适当限制糖的摄入，可多吃含糖量少、含纤维素多的水果、蔬菜，有助于促进肠道蠕动和胆固醇的清除。饮食要低脂肪、低胆固醇，中年人每天摄取的脂肪量以50克左右为宜。

三、老年人

银发族常指65岁以上的老年人，其营养要求和成年人基本相同，但由于生理、心理以及免疫机能上的变化而有其特殊性。因此，饮食上也应顺其改变。

老年人随着年龄的增长出现了脏腑功能的减退和气血津液的不足，加之青壮年时期所遗留的一些病根，往往虚实夹杂，以虚为主，出现心、肝、脾、肺、肾的不足，表现为体力下降、记忆力减退、头晕、失眠、性功能减退、腰酸腿软、腹胀、纳差、便秘等。又夹有实证，血脉不通畅，痰湿内阻，出现骨质增生、动脉硬化、组织增生等。此时的饮食治疗应以补养为主。但老年人的补养与年轻人不同，应长期坚持，且饮食应注意清淡、熟软、易于消化吸收，可适当服用具有健脾开胃、补肾填精、益气养血、活血通脉、通便及延年益寿作用的药粥、汤等药膳。

蛋白质对老年人的健康非常需要，但老年人蛋白质需求有一个要求，即"精"。黄豆的蛋白质含量高、质量好。鱼肉的纤维短，含脂肪少，肉质鲜嫩，其蛋白质消化率为87%~98%。这些都是老年人获得蛋白质的理想食物。老年人的饮食里，正餐要包含一份蛋白质食品（如瘦肉、鱼肉、蛋、豆腐等），尤其是不吃肉甚至也不吃蛋的素食者，更要从豆类及坚果类（花生、核桃、杏仁、腰果等）食物中获取蛋白质。再就是脂肪要少，老年人所需的亚油酸等不饱和脂肪酸应保持适当的比例，因此应选用植物油和饱和脂肪酸少的瘦肉、鱼、禽，不宜多吃肥肉及猪油、牛油。

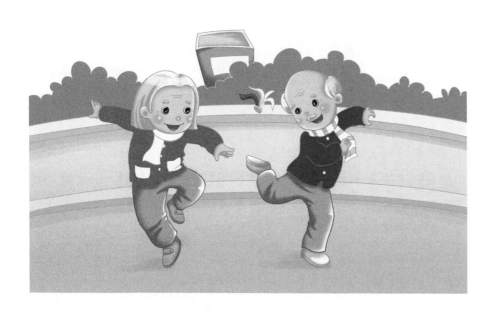

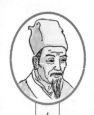

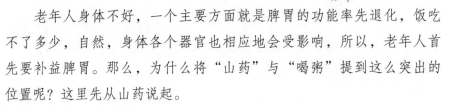

吃山药、喝粥：
帮助老年人益肾健脾胃

　　老年人身体不好，一个主要方面就是脾胃的功能率先退化，饭吃不了多少，自然，身体各个器官也相应地会受影响，所以，老年人首先要补益脾胃。那么，为什么将"山药"与"喝粥"提到这么突出的位置呢？这里先从山药说起。

　　山药何许植物？山药有土褐色的外皮，外形呈较细的圆柱状，肉白而坚，咀嚼时口感微酸发黏。据古籍记载，多食山药有"聪耳明目""不饥延年"的功效，对人体健康非常有益。而且，山药味甘，性平，入脾经、肺经、肾经，为中医"上品"之药。明代李时珍指出：山药"益肾气，健脾胃。"《本草正》亦有记载："山药，能健脾补虚，滋精固肾，治诸虚百损，疗五劳七伤。"营养丰富，有健脾补肺、益肾固精的功效，广泛用于产妇、老年人和病愈康复期的人群，属于温和的滋补食物，又是历代医家推崇的重要药材。生山药有补脾养胃、生津益肺、补肾涩精的功效，常用于治疗脾虚食少、久泻不止、肺虚咳喘、肾虚遗精、带下、尿频等症；炒山药能补脾健胃，常用于治疗脾虚食少、泄泻便溏等症。简而言之，就是补阴宜用生山药，健脾止泻宜用炒山药。

　　近年有研究指出，山药最富有营养的成分在它的黏液中，构成这种黏液的主要成分是甘露聚糖和黏蛋白（糖蛋白的一种）。甘露聚糖是一种能溶解于水的半纤维素，可吸水膨胀80～100倍，含有半纤维素的食物在胃中体积变大，容易产生饱腹感；黏蛋白可降低血液胆固醇，预防心血管系统的脂质沉积，有利于防止动脉硬化。山药对于糖尿病有辅助疗效，除了易产生饱腹感和有利于控制食量，还有改善糖代谢、提高胰岛素敏感性的功效。

　　山药皮含有皂角素或黏液里含有植物碱，导致少数人接触山药时会引起皮肤过敏而发痒，因此处理山药时应避免直接接触。另外，在制作山药菜肴或补品时，应注意几点：山药与甘遂不要一同食用；不可与碱性药物同服；新鲜山药切开时会有黏液，极易滑刀伤手，可以先用清水加少许醋洗，这样可减少黏液；山药最好用削皮的方式进行处理，并且削完山药的手要马上清洗，要不然就会抓哪儿哪儿痒；好的山药外皮无伤，带黏液，断层雪白，黏液多，水分少。去皮可鲜炒，或晒干煎汤、煮粥；去皮食用，以免产生麻、刺等异常口感；山药切片后需立即浸泡在盐水中，以防止氧化发黑；山药鲜品多用于虚劳咳嗽及消渴病，炒熟食用治脾胃、肾气亏虚。

　　那么，家庭养生中，老年人该喝点什么粥合适呢？结合上面对于山药的介绍，首先为你推荐的就是"山药粥"。取鲜山药100～200克，洗净切片，与粳米100克同煮粥，作为早晚餐食用。山药粥有健脾、化湿、止泻的功效，很适合湿热、腹泻患者食用。据说诗人陆游常常在青灯相伴下读书至深夜，他听着梧桐树叶的"沙沙"响声，一阵饥饿袭来，于是吃上一碗热腾腾的山药粥，如饮美味琼浆一般。

　　此外，这里为你推荐另一道粥——鸭肉粥。需要说明的是，老年人吃鸭肉要特别注意制作方法。因为鸭肉的脂肪含量少，要想做得"香"，在烹调时就要加入较多的油，所以市场上常见的烤鸭、板鸭、红烧鸭等，都不太适合老年人。鸭肉粥的做法是将250克鸭肉洗净，用料酒、盐煨20分钟，放在清水中熬成鸭汤，然后把100克粳米放在汤中煮成粥即可。做好后可以加点新鲜的蔬菜叶。荷叶上市的季节，如果能加点荷叶，就能做成清香美味的荷叶鸭肉粥了。同时，鸭肉粥还有养胃的功效，非常适合脾胃消化能力差的老年人。像在《红楼梦》里，年事较高、颇懂养生之道的贾母在元宵节深夜看完爆竹后，面对无数美食，却点了鸭肉粥。

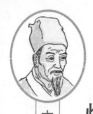

烧酒海参：

气血双补救得妇人命

从前，在临安（今杭州）有一位名医姓盛。有一天，城外有人找他看病，病情紧急，他叫上儿子就来到了患者家中，看到患者是一位不辞辛劳的妇人，其口、眼、鼻、耳以及发根和下身出血不止。其人早已是面白如纸，不省人事。一把脉，盛医生顿时心里明白，因为指下虚大中空、芤而无根。再撬开患者的嘴一看，舌淡无华，干燥少津。此时，就对站在他身边的儿子说："病由惊、暑而得。惊恐则气血乱于内，夏暑则火热盛于外。盛乱之下，气血逆沸，上溢成衄，下注必流，有经不循，乃成血症。现在气血已脱，危如累卵，命在旦夕矣！"检查完，盛医生便吩咐取一斤烧酒，提一桶新汲的泉水来。然后将患者扶坐在床边，把两脚放在桶上先用烧酒淋洗，接着把双脚泡进桶内，大约过了一顿饭的时间，患者血不流了，人也清醒了。一看患者有救，盛医生又让人买了一斤海参，除当时给患者服了50多克外，把余下的切成片，熔干研成细末，每日用米汤送服3次，每次15克，用完为止。后来，妇人果然得治，并感激不尽。

很多人都有疑惑，血流不止，为什么盛医生不用人参当归以滋补气血呢？其实，这个问题，师从父学的盛医生之子也曾经有过疑问，在一道回城的路上，问过大体相同的问题："血止以后，该补气血，为何弃人参、当归不用，独服海参一味呢？"盛医生回答说："《内经》云'有形之血不能速生，无形之气宜当急补'，别看海参是食品，入药后生血之力捷于归芍，补气之力不弱芪参，因为产在海中才得了海参这样一个名字。今天独用海参一味，补气摄血，急则可以治其标，气血双补；缓则可以图其本。真是标本兼顾，进退不误。至于酒水浴脚，不过是扬汤止沸，只能救个燃眉之急罢了。"儿子听了，方明白了其中道理所在。

海参系棘皮动物，其性温补，因为其滋补力强，可与人参媲美，产于海中，故名海参。治肺结核等易出血患者，用作止血剂。还可调治身体虚弱、腰痛头晕、夜尿频数等症。由此不难看出，海参不仅是酒筵餐桌上的美味佳肴，还是滋补祛病的良药。

日常生活中，除了海参，南瓜也是"补中益气"之物。现代医学认为，南瓜不仅含瓜氨酸、精氨酸、麦门冬素及多种维生素、果胶、纤维素等，还有"降糖降脂佳品"之誉。患有糖尿病者，常取南瓜佐餐，不仅可以果腹，还可以降糖降脂。常吃炒熟的南瓜子可预防胆结石、防止近视。因此，男性步入中年以后，常食南瓜子，还可有效地预防前列腺肥大。可谓一举数得。

那么，南瓜该如何吃呢？这里为你推荐几道食疗方。

方一 南瓜粥

【原料】老南瓜100克，大米50克，食盐适量。

【做法】南瓜去皮，洗净切细备用。大米淘净，放入锅中，加清水适量煮粥，待沸时放入南瓜，至粥熟时，入食盐调味服食。每日1次。

功效

可补中益气、解毒杀虫，适用于脾胃虚弱、营养不良、肺痈、水火烫伤、下肢溃疡等。

方二 绿豆南瓜汤

【原料】绿豆50克，老南瓜500克，食盐适量。

【做法】将南瓜去皮、去瓤，洗净后切块备用；先取绿豆煮至开花，下南瓜，煮至烂熟后食盐调味服食。

功效

可清热解暑、利尿通淋，适用于夏日中暑烦渴、身热尿赤、心悸、胸闷等，是糖尿病患者在夏日的理想饮料。

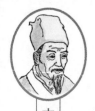

瓜果零食：

妙用本草为宝宝"加餐"

··

　　提起零食，很多父母就头疼，孩子老吃零食怎么行。为人父母，都知道这话只是一个潜台词，有点老鼠拖油瓶——大头在后的感觉，其实，他们真正要说的是"吃了零食就不吃饭"。就这句话而言，家长所言是对错参半。对的是家长强调了好好吃饭的重要性，这一点，中医已经有所论及，叫"五谷为养"。那家长们错在哪里呢？错在了对零食的偏见。零食包括的范围很广，接着我们刚才说的"五谷为养"来看，后面还有一句叫"五果为助"。实际上，从广义上讲，水果也属于我们常说的"零食"的范畴。所以，如果在零食问题上搞"一刀切"也是片面的。对孩子而言，不好好吃饭几乎是他们的天性，但如果正确选择和引导，零食也可以成为孩子获得营养的途径之一。比如，来自营养学的研究就证实，在三餐之间加吃零食的儿童，比只吃三餐的同龄儿童更易获得平衡营养，孩子从零食中获得的热量可达到总热量的20%以上，获得的维生素占总摄食量的14%～27%。

　　那么，孩子具体该怎么吃零食，才会有营养上的补益作用，又该吃点什么呢？不同的零食对于孩子的营养补给是不一样的。比如，吃核桃、松子、榛子、开心果、栗子、花生仁、黑芝麻、瓜子、杏仁这些坚果、种子类零食，可以补充脂肪酸、蛋白质、钙、维生素A、维生素B、维生素C和维生素E等，有益于

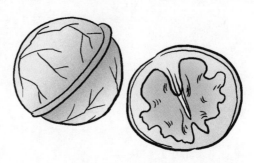

孩子大脑的发育；把洗净的虾皮和芝麻酱拌在一起，将一片全麦面包或玉米面包对折，中间抹上"海鲜酱"做成自制的"海鲜三明治"，则有利于孩子补钙，从而让孩子的骨骼发育良好；吃橙子、苹果、杧果、菠萝、柚子、草莓、木瓜、梨等水果，能补充孩子所需的维生素C、维生素E和β-胡萝卜素等，从而对孩子的皮肤有利。

当然，如果孩子嘴不离"食"，确实会影响吃正餐时的食欲，甚至会因为胃长期处于疲劳状态，而引起消化系统疾病。因此，零食只能作为正餐必要的营养补充。不仅从量上控制，还要从时间上控制，比如，每天食用零食的次数应该控制在3次以内，且量不宜过多，与正餐之间至少相隔1.5～2个小时为宜，睡前也不应吃零食，否则不利于消化吸收及睡眠，还增加了患龋齿的危险。我们提倡零食不是不可以吃，而是要把握好尺度。

第三节

本草养生，谨记"十字箴言"

俗话说："养生之道，莫先于饮食。"千百年来，人们秉持"本草养生""药食同源"的智慧，强身健体，安生养命。但怎样吃身体才健康，人才能长寿？俗话说："一句中肯的忠告比得上一百两黄金。"一句话，告诉你一则受用一生的养生秘诀。这里从本草的效用出发，看看以民间谚语等形式传承下来的"养生箴言"。

箴言一：
一天吃仁枣，健康不显老

老年人一般都气血不足，而且随着年龄的增长，身体组织器官也日渐衰退，脾胃功能减弱，心肺也缺少了年轻时候的盛气，津液匮乏，呈现一种生命干枯之象。所以，这个时候就要在食物上下功夫，而红枣具有益气补血、健脾胃、润心肺、生津液等功效，近似于为老年人的健康量身定制一般。

大枣原产于我国，已有3000多年的栽培历史。自古大枣被列为"五果"之一，有"天然维生素丸"的美誉，最突出的特点是维生素含量高，称为上品。民间素有"一日吃三枣，终身不显老"之说。

据现代医学临床研究证明，同样是缺少维生素，经常吃大枣的患者，健康恢复速度比单纯吃维生素药剂的患者快3倍以上。大枣中的维生素C含量特别高，还含有抑制癌细胞，甚至可使癌细胞向正常细胞转化的物质，能提高人体免疫力。药理研究发现，红枣能促进白细胞的生成，降低血清胆固醇，提高人血白蛋白，保护肝脏。

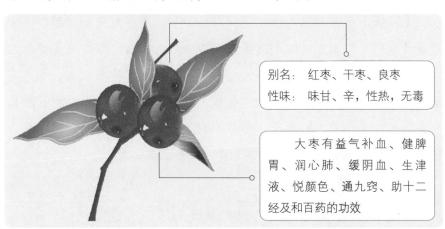

别名：红枣、干枣、良枣
性味：味甘、辛，性热，无毒

大枣有益气补血、健脾胃、润心肺、缓阴血、生津液、悦颜色、通九窍、助十二经及和百药的功效

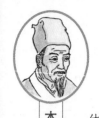

经常食用鲜枣的人可以预防胆结石。鲜枣中丰富的维生素C，可使体内多余的胆固醇转变为胆汁酸。胆固醇少了，结石形成的概率也就随之降低。大枣中钙和铁的含量非常高，对防治骨质疏松和贫血有重要作用。中老年人及处于更年期的人经常会有骨质疏松现象，生长发育期的青少年和成年女性容易发生贫血，大枣对他们会十分有帮助。大枣对病后体虚的人也有良好的滋补作用。

大枣中所含的芦丁和维生素P，能使血管软化、降低血压，对高血压病及心血管疾病的预防和治疗非常有益。大枣还可以抗过敏、除腥臭怪味、宁心安神、益智健脑、增强食欲。另外，大枣还具有良好的美容保健作用。

营养专家提示，鲜枣不宜多食，否则易生痰、助热、损齿。干枣要用开水煮沸消毒才可食用，特别是有腐烂的干枣，更不能生吃或做馅，否则腐烂处的有毒物质如甲醛、甲酸等会引起人体轻微中毒反应，严重时也会造成生命危险。中医还认为，大枣不能与葱和鱼同食，否则或令人五脏不和，或令人腰腹疼痛。以下为老年人提供3款红枣美食。

方一 枣泥杏仁饼

【原料】红枣300克，糯米粉500克，杏仁100克，白糖适量。

【做法】将杏仁放入热水中浸泡10分钟，剥皮后放锅中用小火炒熟后趁热研成碎末；将红枣用温水洗净后放入锅内，加水适量煮软后捞出，去皮、去核，搅碎成枣泥；将糯米粉放入干净的盆内，加入枣泥、杏仁末和白糖和匀，再加适量稀粥和成团，反复揉至光滑，搓成长条，就成大小均匀的剂子；将每个剂子按扁，擀薄成圆饼胚，放入屉中，用大火蒸20分钟即可出锅装盘，趁热上桌食用。

功效

红枣、杏仁与糯米同时食用可增强体质，并能延缓皮肤衰老。

方二 桂花红枣凉糕

【原料】红枣200克，糯米500克，绵白糖200克，熟芝麻25克，桂花酱25克。

【做法】将糯米洗净放入盆内，加水上笼屉蒸成软的米饭。下笼稍凉后与绵白糖150克掺揉均匀。将红枣洗净，上笼蒸熟蒸软；取一小木框，底面铺一块湿洁布，将一半糯米饭倒在布上摊平，将红枣均匀地铺在上面，再将剩余的糯米饭盖在红枣上面，用手蘸凉开水拍平压实。待凉透后翻倒在案上，揭开湿布，用刀蘸凉开水切成小块；将熟芝麻擀碎，与绵白糖50克及桂花酱和匀成芝麻桂花糖，食用凉糕时将其撒在上面即可。

> **功效**
>
> 可使面容红润光洁，延缓皮肤衰老。

方三 大枣芹菜汤

【原料】鲜红枣50克，芹菜250克，姜丝、葱末各5克，精盐2克，味精1克，植物油29克，花椒油6克。

【做法】将鲜枣洗净去核，切碎；芹菜择洗干净，切成小段；炒锅上火，加油烧热，下葱、姜煸炒，加入芹菜段略炒，加水适量，放入鲜枣、精盐，用大火烧开后，改用文火煮3分钟，点入味精，淋上花椒油即成。

> **功效**
>
> 大枣、芹菜合而食之，可使面容红润光洁、延缓衰老，同时，还可用于月经不调、带下、性冷淡等疾病的辅助治疗。

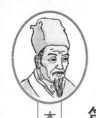
箴言二：

瓜子个头小，粒粒都是宝

无论男女老幼多对瓜子情有独钟。逢年过节，家里来了客人或闲来无事，人们都不忘端上来一盘瓜子作为休闲零食。因此，瓜子已成为很多家庭客厅中必备的一道小零食。瓜子经过加工可制成五香、奶油等各种口味的。

这类休闲食品营养很丰富，含有丰富的脂肪、蛋白质、碳水化合物、维生素A、维生素E、维生素B_1、维生素B_2和人体必需的多种矿物元素。同时，它们释放的热量也很高。其所含脂肪是人体必需脂肪酸，如亚油酸等是构成机体前列腺素的成分，对机体生理生化具有多种调节作用，包括扩张血管、降低血压、利尿排钠、调节支气管平滑肌的紧张度、促进肠蠕动等。瓜子仁中还含有人体不可缺少的微量元素锌、锰、铬等。锌可以抵消重金属镉的致高血压作用；锌、锰是组成脑垂体、胰腺、性腺的关键成分；铬有促进葡萄糖利用和胆固醇排出的作用，与保持心脏健康、维持内分泌的正常功能、抵抗衰老等都有密切关系。瓜子仁中所含的卵磷脂能增加脑细胞的活力，对促进造血、皮肤细腻、伤口愈合、提高脑神经功能和增进消化能力都有重要作用。下面我们具体来介绍：

一、葵花籽

中医认为，葵花籽有补虚损、补脾润肠、止痢消痈、化痰定喘、平肝祛风、驱虫的功效。葵花籽油中的植物胆固醇和磷脂，能够抑制人体内胆固醇的合成，可防止血浆中胆固醇过多，有利于控制动脉粥样硬化，适宜高血压、高脂血症、动脉硬化患者食用。葵花籽中维生素E的含量极为丰富，每天吃一把葵花籽就能满足人体一天所需的维生素

E，而且对安定情绪、延缓细胞衰老、预防成人疾病都有好处。葵花籽一般人都能食用，但一次不宜吃得太多，以免上火、口舌生疮。葵花籽和葵花籽油含有较多的蛋白质和脂肪，如每天食用超过60克，便会转化为脂肪和糖类储存在体内，导致体重增加，身体发胖。

二、西瓜子

西瓜子也是深受人们欢迎的休闲食品之一。西瓜子经过加工可制成五香瓜子、奶油瓜子、多味瓜子等，味道好，深受人们的喜爱。《本草纲目》中记载："西瓜子补中益气，清肺润喉，和中止渴。"西瓜子富含油脂，有健脾润肠之功，食欲欠佳或便秘时，食用西瓜子很有好处。西瓜子含有不饱和脂肪酸，能降低血压，可预防动脉硬化，并能缓解急性膀胱炎。西瓜子壳较硬，嗑得太多对牙齿不利，而且易导致口干舌燥，甚至口舌被磨破。另外，瓜子类的食品尽量不要给婴幼儿吃，以免掉进气管发生危险。

三、南瓜子

南瓜子又叫白瓜子，生吃、熟吃都可以。中医认为，南瓜子有驱虫、催乳的功效。南瓜子有很强的杀虫（如蛲虫、钩虫等）作用，可以用作杀虫剂，驱除人体内的各种寄生虫。对血吸虫也具有很好的杀灭作用，是血吸虫病的首选食疗之品。现代医学研究发现，南瓜子可有效地防治前列腺疾病。因为南瓜子富含脂肪酸，可使前列腺保持良好功能。南瓜子所含的活性成分可消除前列腺炎初期的肿胀，同时还有预防前列腺癌的作用。而且它还含有特殊的泛酸，可以缓解静止性心绞痛，并可降血压，还可以净化血液，有利于心脏病患者的康复。另外还要注意，南瓜子一次不要吃得太多，多食会导致头昏。胃热的人宜少食，否则容易导致脘腹胀闷。

总之，各种瓜子食用过量都会造成胃肠积脂过多，可引起腹胀、腹泻，甚至肥胖；嗑食过多，会引起喉干、舌痛、嘴唇破裂等，应引起注意。

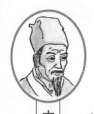

箴言三：

三天不吃青，两眼冒金星

俗话说："三天不吃青，两眼冒金星。"它形象地描述了蔬菜食用量下降造成的危害。现代社会的生活节奏越来越快，随着食品加工业的发展，方便食品充斥市场，餐厅酒楼林立。

随着家务时间的减少，享受家庭烹饪的机会也少了。许多人不是在快餐店就餐，就是在家吃方便食品。正因为如此，现代社会中，许多人要想吃到营养均衡的饭菜就很难了。鱼和肉加工比较麻烦，可是以它们为原料加工的食品却十分丰富，从罐头到熟食，而且味道都不错。不想吃主食，可以吃方便面、八宝粥、面包或馒头。豆类更省事，红豆沙、豆包、油炸豆、五香蚕豆等食品到处都可以买到，花生、瓜子、核桃也不难吃到。说来说去，唯一不方便的就是蔬菜。首先，蔬菜以鲜为贵，买来以后要择、洗、切、炒，处理麻烦，加之蔬菜不能像米饭或肉食那样，做一次吃几顿。若做成咸菜，营养素便丢失得差不多了。即使做成蔬菜罐头，其味道和营养也远不如新鲜蔬菜。怪不得营养学家经常呼吁："要多吃新鲜蔬菜！"

有的人为了节约，放弃正餐而改吃方便食品；有的人则因为不会做饭就凑合着吃方便食品；有些人则是因为受到广告的影响，不吃正餐而经常吃方便食品。方便食品中的营养远不能同有荤有素的正餐相比。速冻饺子、速冻包子偶尔吃几次是可以的，但若每天吃营养就太不均衡了。为了改善营养平衡，即使是吃方便面，也要搭配蔬菜水果，比如在煮面时加些青菜，或是加些番茄、黄瓜等新鲜蔬菜。

爱吃甜食、零食和爱喝饮料的人，必然会影响正餐，当然也容易缺乏蔬菜。儿童、青少年、年轻女性中这样的人比较多。蔬菜含水和纤维较多，是体积大的食品，在胃里占有很大容积。若是事先用甜点、饮料、零食填个半饱，还能有多大的胃口去吃蔬菜？研究发现，从小爱吃甜食的人味觉不发达，对蔬菜的清淡味道难以欣赏和接受。由于蔬菜味道清淡，需要耐心品味才能体会到其中的滋味，若能够改变生活习惯，多吃新鲜蔬菜，健康状况肯定会有改善。

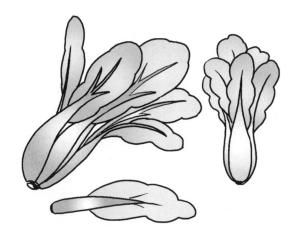

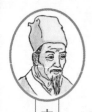

箴言四：

若要身体壮，饭菜嚼成酱

有些人吃饭狼吞虎咽，速度极快，虽然节省了一定的时间，但是食物进入身体之后，胃可就倒霉了，不得不超负荷工作。即使这样，食物还是不能被充分消化，身体吸收不到足够的养分，体质会越来越差。所以，会有这样的健康谚语："若要身体壮，饭菜嚼成酱。"

经过细嚼的食物，能扩大与肠壁的接触面积，从而使肠壁广泛地吸收食物中的养分。细嚼慢咽还可以提前促进胃液和其他消化腺分泌增多，为食物进入胃肠后充分被吸收做好准备，从而减轻胃的负担。这样一来，胃就能细致地消化食物，把营养输送到身体的各个部位。

实验证明，吃同样食物，细嚼者和不细嚼者对蛋白质和脂肪的吸收率是不同的。细嚼者对蛋白质和脂肪的吸收率分别为85％和83％，而不细嚼者对蛋白质和脂肪的吸收率分别只有72％和71％。另外，细嚼慢咽还有许多好处。

第一，洁齿防龋

细嚼对牙龈有按摩作用，能提高牙龈的抗病能力。细嚼时分泌的唾液对牙齿表面的冲洗，能减少龋齿的发生。而粗嚼快咽，进餐速度过快，很容易咬伤舌头、腮帮，损害口腔、牙齿和牙床，甚至引起口腔溃疡。

第二，帮助消化

细细咀嚼，可以把食物磨得极细，这样的食物进入胃肠后，营养易于吸收。而狼吞虎咽吃进去的食物，食物的营养不仅难以吸收，而且还增加了胃肠道的负担，引起胃肠道疾病。

第三，健脑益智

研究表明，咀嚼能牵动面部肌肉，促进头部血液循环。用多普勒颅脑超声波观察发现，大脑血流量在咀嚼时可增加20.7％。因此，三餐中多点豆类、动物骨头等耐嚼食品，还有健脑的功效。

第四，减肥美容

肥胖者的进食速度比瘦人快，咀嚼吞咽的次数也比瘦人少。所以，要想无痛苦减肥，只要在吃东西时多嚼几下就可以了。在咀嚼过程中，面部血液供应量加大，表情肌协调有规律地活动，可使面色红润光泽，有弹性，减少皱纹。

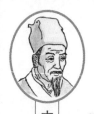

箴言五：

可一日无肉，莫一日无豆

我国是大豆的原产地，被称为"大豆之乡"，现共有食用豆类20多种。大豆中的蛋白质含量有40%、脂肪为20%左右，被誉为"田园里的肉"和"优质蛋白质的仓库"。

大豆是古今公认的食疗佳品。大米缺乏赖氨酸，而豆类中赖氨酸丰富，吃豆煮饭比单吃米饭营养价值高。北京人常将玉米面和黄豆面混合，制成杂合面，玉米中色氨酸、赖氨酸含量低，而黄豆中赖氨酸、色氨酸含量较高，混合食用提高了食物的营养价值。这或许就是"五谷宜为养，失豆则不良"的现代科学解释吧！现代研究显示，豆制品中的大豆蛋白能降低血胆固醇，可大大降低血液中低密度脂蛋白的含量，因而降低了患心脏病的风险，有利于心脏的健康。豆类及豆制品等是我国的传统食物，不仅是优质蛋白质的主要来源，还可提供丰富的维生素B_1，以及铁、锌等人体必需微量元素。蛋白质摄入不足会影响青少年的正常发育，每日摄入的蛋白质应有一半以上为优质蛋白质。为此，膳食中应含有充足的豆类食物。中老年人为了防止骨钙质丢失，需要摄入充足的钙，每日也应摄入一定量的豆类食品。

此外，科学研究发现，大豆中富含一种植物雌激素——大豆异黄酮，它的化学结构同药物己烯雌酚类似，是动物雌激素的前体，对女性，特别是更年期妇女有非常重要的保健功能，而且没有药物雌激素的不良反应。专家提示：常饮富含异黄酮的豆浆至少可以降低3种癌症——乳腺癌、结肠癌和前列腺癌的患病风险。

箴言六：
嗜甜食无度，留后患无穷

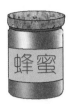

蔗糖的安全性虽然是公认的，但过量食用会导致肥胖和糖尿病。糖的摄入量以不超过总热量的10%为宜，应控制在每日60克以下。众所周知，胰岛素可以诱使细胞中具有催化作用的辅酶合成。糖吃多了，剩余的葡萄糖正是借助胰岛素的作用，在细胞内转化为脂肪酸，进而合成脂肪，脂肪组织分布在皮下及各个脏器内外，最终患上肥胖病。

甜食和饮料中含糖较多，吃多了必然影响正餐。很多人爱吃甜食，高糖饮食易使蛋白质糖化变质，造成神经损伤、削弱智力，加速大脑老化。习惯高糖饮食的孩子智力测验成绩差，情绪不稳定。调查表明，饮食中蔗糖的比例与学习成绩和智商呈负相关的关系，营养素含量低、蔗糖高的膳食对学生学习状况有明显的不良作用。

但让我们意想不到的是甜食与癌细胞有着密切的关系。关于糖与癌细胞的关系，许多专家研究认为，癌细胞对糖具有特殊的嗜好。日本的名和能治医师在《怎样防治癌症》一书中提出了糖和癌的关系。他说："癌细胞等肿瘤细胞的生活能源是什么呢？它们不像一般正常细胞那样依靠氧呼吸，而是主要依靠糖酵解作用为生。这些肿瘤细胞分解糖的能力非常强盛，约为血液的20倍。如果使血液流过肿瘤，约有57%的血糖被肿瘤消耗掉。"由此可见，癌细胞是多么喜欢糖。原则上，我们喜欢吃的甜食，癌细胞都喜欢吃，而且越甜越喜欢。

这无疑给喜欢吃甜食的人们敲响了警钟！为了健康，不要图一时之可口。当然，有些时候适当地吃些甜食可以补充能量，对健康有益，如过于疲劳与饥饿、头晕恶心、血糖低时。

第二章 ▶▶▶▶▶▶▶

治病防老："老爸老妈"与本草治方

人吃五谷杂粮，也会有生老病死。面对衰老，养生要做的就是在保养身体的同时使生命得以延长。客观讲，衰老是到了一定年龄阶段的必然，因此抗衰老不仅是老年健康的主旋律，也是儿女孝亲敬老的重要一环。家家有老人，人人都会老，所以掌握和践行抗衰老的方法，既是敬老之举，也是捍卫健康的重要防线。

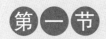

第一节

高脂血症与本草治方

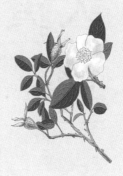

【病名细解】高脂血症可分为原发性和继发性两类。原发性高脂血症与先天性和遗传有关，多由环境因素（饮食、营养、药物）和通过未知的机制而致。而继发性高脂血症多继发于代谢性紊乱疾病（糖尿病、高血压、黏液性水肿、甲状腺功能低下、肥胖、肝肾疾病、肾上腺皮质功能亢进），或与其他因素（年龄、性别、季节、饮酒、吸烟、饮食、体力活动、精神紧张、情绪活动）有关。

【易患人群】因偏食、恣食肥甘厚味或嗜酒成癖者；忧郁恼怒损及肝胆者；年迈体虚者；肾气渐衰衍生痰饮脂浊者。

【疾病诊断】一般成年人空腹血清中总胆固醇超过5.72mmol/L，甘油三酯超过1.70mmol/L，可诊断为高脂血症，而总胆固醇在5.2～5.7mmol/L者称为边缘性升高。

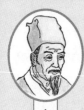

大黄

别名 将军、川军、生军、马蹄黄、锦纹。

功能主治 泻热通肠,凉血解毒,逐瘀通经。主治实热便秘、积滞腹痛、泻痢不爽、瘀血经闭、外治水火烫伤。

性味 味苦,性寒。

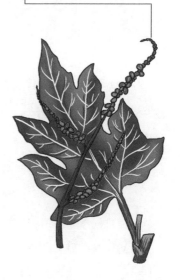

◆释义◆ 大黄是多年生草本植物,高达2米。肉质根及根状茎粗壮。茎中空绿色,平滑无毛,有纵纹。单叶互生;具粗壮长柄,柄上生白色短刺毛;基生叶圆形或卵圆形,长、宽均达35厘米,掌状5～7深裂,裂片矩圆形,边缘有尖裂齿,叶面生白色短刺毛;茎生叶较小(南大黄基生叶5浅裂;鸡爪大黄叶裂极深,裂片狭长)。秋季开淡黄白色花,大圆锥花序顶生;花被6裂,雄蕊9个。瘦果矩卵圆形,有3棱,沿棱生翅,翅边缘半透明。根及根状茎入药。秋末冬初采收,去粗皮,切片干燥备用。

本草治方

方一 生大黄散

生大黄适量,将上药研末,每次服3克,每日3次,连服2个月为1个疗程。可用于治疗高脂血症。治疗期间应停服其他药。

方二 大黄蜂蜜饮

鲜大黄10克,蜂蜜适量。将大黄切片,与蜂蜜同置于杯中,冲入沸水适量,浸泡3～5分钟后饮服,每日1次。主治高脂血症。

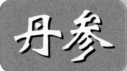

丹参

别名 赤参、山参、木羊乳、逐马、奔马草、紫丹参等。

【功能主治】

活血调经，祛瘀止痛，凉血消痈，清心除烦，养血安神。

释义 2月发芽生长，有30多厘米高，茎为方形有棱，青色。叶相对而生，像薄荷，但是上边有毛。3~9月开穗状的花，红紫色，像苏花。根是红色的，大的如手指粗细，有30多厘米长，一棵上有几条根。秋季采挖，整修后洗净，润透后切片，晒干。生用或酒炒用。

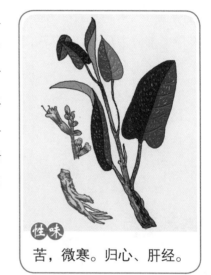

性味 苦，微寒。归心、肝经。

本草治方

方一　丹参玉楂饮

丹参、玉竹、山楂各15克。用水煎服。本方以丹参活血化瘀，并同玉竹、山楂降血脂。可用于治疗冠心病、心绞痛、动脉粥样硬化、高脂血症。

方二　三七丹参丸

三七100克，丹参15克。用水煎取浓汁，加白糖适量，干燥成颗粒。每次服用20克，温水化饮。亦可将二药研为细末，每次10克，加糖适量，泡茶饮。本方能活血化瘀、降血脂、增加冠脉流量，也可用于治疗冠心病、心绞痛。

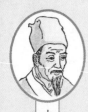

三七

别名 山漆、田七、参三七、金不换、人参三七。

功能主治 化瘀止血,消肿定痛。主治人体各种出血症、跌打损伤、瘀血肿痛、胸痹绞痛。

释义 采集三七根部晒干,为黄黑色,结成团者,有点像白及;长得像干的老地黄,上面有节。选栽培三年以上的植株,于秋季结籽前采挖的为"春三七",根饱满为好。于冬季种子成熟后采挖的为"冬三七"。洗净泥土,剪下支根、须根及茎基,大小分开,先曝晒至半干,边晒边搓,使其表面光滑。体形圆整坚实,晒干生用。切片或研末入药。

性味 味甘、苦,性温,无毒。

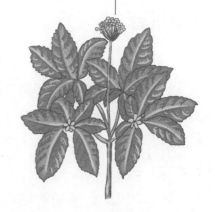

本草治方

方一 三七人参酒

三七15克,人参10克,刺五加30克,白酒适量。将以上诸药用清水适量润透,共置入白酒中,密封浸泡1周后依据个人体质适量服用。主治高脂血症。

方二 三七大米粥

三七10克,大米50克,白糖适量。将三七研为细末备用,取大米淘净,加水适量煮沸后纳入三七粉,煮至粥成服食,每日1~2次。主治血淤疼痛及高脂血症。

葡萄

别名 蒲桃、草龙珠。

【功能主治】

主治筋骨湿痹，益气，令人胎健，耐饥饿风寒，轻身不老延年。食用或研酒饮又可通利小便、使痘疮不出。

释义 葡萄折藤易栽种，易成活。春季萌芭生叶，叶有五尖，藤蔓长得极长，3月开极细的黄白色小花，随后结实，7~8月成熟，有红葡萄和白葡萄不同品种。其果各种，有的圆大如乒乓球，有的如马奶头，有的如鹌鹑蛋大小。葡萄可以酿酒。制成的葡萄干以新疆哈密所产为最佳。

本草治方

方一　葡萄叶山楂汤

葡萄叶、山楂、首乌各10克。将上3味加适量水煎汤，即可。饮汤，每日1～2次。主治高脂血症。

方二　葡萄蜂蜜饮

鲜葡萄、蜂蜜各适量。将葡萄洗净，榨汁，将汁液放入碗中，加蜂蜜及温开水适量调匀饮服，每日1～2次。主治高脂血症。

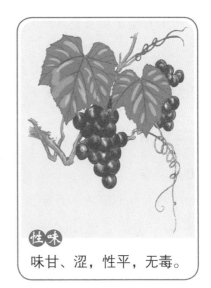

性味 味甘、涩，性平，无毒。

注意事项

糖尿病患者、便秘者不宜多食；脾胃虚寒者也不宜多食，多食则令人泄泻。

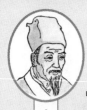

胡麻

别名 麻仔、亚麻、鸟麻、白麻、油麻。

功能主治 补血明目，祛风润肠，生津通乳，益肝养发，强身体，抗衰老。主治身体虚弱、津液不足、大便燥结等症。

释义

胡麻按成熟期可分为迟、早两种，种子有黑、白、红3种颜色，茎为方形。胡麻秋天开白花，也有带紫色比较艳丽些的。每节都会长角，长的有3厘米多。蒴果长筒状，长2~3厘米；有4棱、6棱或8棱的，成熟时会裂开弹出种子。性喜高温，适宜在24~30℃温度下生长，于我国中部、南部的环境下生长良好。

本草治方

性味 味甘，性平，无毒。

胡麻仁酒

胡麻仁100克，薏苡仁30克，干地黄250克，白酒1000毫升。将胡麻仁、薏苡仁、干地黄一同装入生绢袋中扎紧口，纳入白酒中浸泡，密封7天即可饮用，每次30毫升，每日1次。

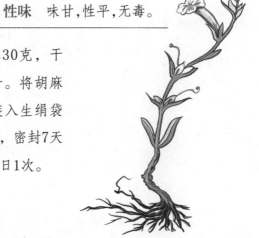

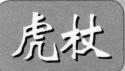

虎杖

别名 花斑竹、斑杖根、酸汤梗。

【功能主治】

祛风利湿，散瘀定痛，止咳化痰。主治关节痹痛、湿热黄疸、经闭、癥瘕、咳嗽痰多及水火烫伤，跌扑损伤，痈肿疮毒。

释义 虎杖为多年生灌木状草本植物，高约1米，全体无毛。根状茎横生于地下，表面暗黄色。茎中空，直立，分枝，表面散生多数紫红色斑点。单叶互生，阔卵形，先端短尖，基部阔楔形或圆形，叶脉两面均明显，叶缘具极小的锯齿，茎节上具膜质的托叶鞘，抱茎。6—8月开两性花，为顶生或腋生的圆锥花序，花小，白色。8—11月结果，果实三角形，黑褐色，光亮，包于花被内，花被在果熟时增大，有翅。春、夏采叶，秋、冬季采全株。

本草治方

方一 虎杖散

虎杖500克。烘干，研细末，每次5克，早晚饭后各1次，用温开水送服。主治高脂血症。

方二 首乌虎杖汤

首乌30克，枸杞子、女贞子、赤芍、泽泻各15克，黄芪、山楂各20克，虎杖、桃仁各10克。将以上诸药用水煎服，每日1剂，分3次服用。本方补肾健脾、活血通络。主治高脂血症。证见胸痹、胸痛、心痛、中风、眩晕、胸脘痞闷、肢体沉重、舌苔白腻、脉滑。

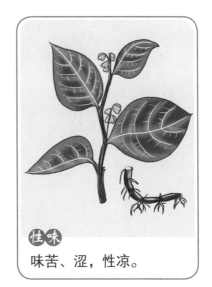

性味 味苦、涩，性凉。

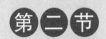

第二节

高血压与本草治方

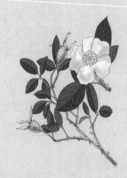

【病名细解】高血压是指在静息状态下动脉收缩压增高（≥140mmHg）和/或舒张压增高（≥90mmHg），常伴有脂肪和糖代谢紊乱以及心、脑、肾和视网膜等器官功能性或器质性改变，以器官重塑为特征的全身性疾病。

【易患人群】父母、兄弟、姐妹等亲属有高血压病史者；肥胖者；过量摄取盐分者；过度饮酒者；孤独者。

【疾病诊断】休息5分钟以上，2次以上非同日测得的收缩压在140mmHg以上，和/或舒张压在90mmHg以上可以诊断为高血压。

芹菜

别名 香芹、药芹。

【功能主治】

清热除烦，利水消肿，凉血止血。主治高血压、头晕头痛、暴热烦渴、黄疸水肿、小便热涩、月经不调等病症。

释义 芹菜有水芹、旱芹两种。水芹生在沼泽的边上；旱芹则生在陆地，有红、白两种。一般2月长出幼苗，叶子成对生长。芹菜的茎上有棱，中间是空的，气味芬芳。5月开出细小的白花，它是对人身体有益的菜。水芹生在阴暗潮湿的地方，吃起来不如旱芹招人喜爱。

本草治方

方一　芹菜大枣汤

鲜芹菜（下段茎）60克，大枣30克。用水煎服。每日服用2次，连服1个月。本方有降血压和降低胆固醇的作用，用于治疗高血压病、冠心病、胆固醇过高等。

方二　蜂蜜芹菜汁

鲜芹菜（选用棵形粗大者）、蜂蜜各适量。将芹菜洗净榨取汁液，以此汁加入等量的蜂蜜，加热搅匀。日服3次，每次40毫升。本方平肝清热、祛风利湿。用于治疗高血压病之眩晕、头痛、面红目赤，血淋，对降低血清胆固醇有很好的疗效。

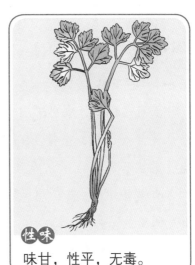

性味 味甘，性平，无毒。

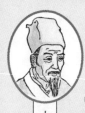

女贞子

别名 冬青子、女贞实、白蜡树子、鼠梓子。

功能主治 滋补肝肾，明目乌发。主治眩晕耳鸣、两目昏花、目暗不明、耳鸣耳聋、须发早白及牙齿松动等症。

◆释◆义 女贞子为木樨科植物女贞的干燥成熟果实，呈卵形、椭圆形或肾形，表面黑紫色或灰黑色，基部有果梗痕或具宿萼。冬季果实成熟时采收，除去枝叶，稍蒸或置沸水中略烫后，干燥；或直接干燥。

本草治方

性味 味甘、苦，性凉。

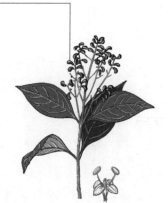

方一　七子汤

女贞子15克，决明子24克，枸杞子12克，菟丝子12克，金樱子9克，沙苑子12克，桑椹子12克。用水煎服，每日1剂。本方有滋肝补肾、降压熄风的功效，主治肝肾阴虚型高血压。

方二　女贞子莲须汤

女贞子、莲须、桑椹子各12克，山药15克，钩藤、地龙、旱莲草各10克，生牡蛎25克（先煎），龟板25克（先煎），牛膝15克。将以上诸药用水煎服，每日1剂。本方滋肾养肝，主治肝肾阴虚性高血压。

玉米须

别名 玉麦须、棒子毛。

【功能主治】 平肝，利胆，利尿，泄热。主治肾炎水肿、脚气、黄疸肝炎、高血压、胆囊炎、胆结石、糖尿病、吐血衄血、鼻渊、乳痈等症。

释义 玉米须为禾本科植物玉蜀黍的花柱。有利尿消肿、平肝利肝的功效。一般人群均可食用。

本草治方

方一　玉米须菊花汤

玉米须50克，菊花10克，煎汤。每日1剂，分早晚2次口服。本方可用于治疗高血压导致的头晕脑涨。

方二　玉米须汤

玉米须60克。将玉米须晒干、洗净，加水煎。每日服用3次。此方利水、降压，用于治疗高血压。

方三　玉米须西瓜皮汤

玉米须、西瓜皮、香蕉各适量，煎服。本方可用于治疗原发性高血压。

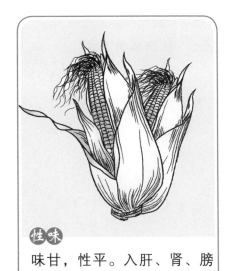

性味 味甘，性平。入肝、肾、膀胱经。

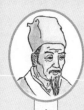

决明子

别名 假绿豆、羊角豆、野青豆、猪屎蓝豆、夜关门、千里光、草决明。

功能主治 清肝明目,利水通便。主治风热赤眼、青盲、雀目、高血压、肝炎、肝硬化腹水、习惯性便秘等症。

释义 决明子为一年生草本植物,高约1米。9—10月结果,荚果,线形,略扁,弓形弯曲,被疏柔毛。种子多数,菱形,灰绿色,有光亮。决明的叶、成熟种子可入药,秋季采收,晒干备用。

 本草治方

性味 味甘、苦、咸,性微寒。

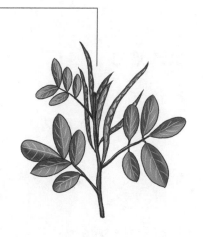

方一 决明子茶

决明子30克,开水冲泡,当茶饮。本方能降压降脂、润肠通便。

方二 桃仁决明蜜茶

决明子12克,桃仁10克。将桃仁、决明子水煎,加蜂蜜。饮服,能活血降压、清肝益肾,适用于高血压、脑血栓形成有热象者服用。

注意事项

需要注意的是,尽管决明子有降脂、降压的作用,但不要大量服用,一般每天控制在10克以内。决明子不宜长期服用,否则易损伤脾胃,连续服用10~15天,最长不超过1个月。

西红柿

别名 番茄、番李子、小金瓜、金橘、洋柿子、番柿。

【功能主治】

清热止渴，凉血养阴，抗炎消肿，清肺利尿。主治热病烦渴、肝阴不足、目昏眼干、阴虚血热、牙龈出血。

释义 西红柿是茄科草本植物番茄的果实。有苹果青、粉红甜肉等品种。我国大部分地区均有栽培。夏季采收，洗净可直接食用。

本草治方

方一 西红柿炒鸡蛋

西红柿150克，鸡蛋3个，植物油4汤匙，盐、味精各适量，糖1汤匙。将西红柿洗净后用沸水烫一下，去皮、去蒂，切片待用。将鸡蛋打入碗中，加盐，用筷子充分搅打均匀待用。炒锅放油3汤匙烧热，将鸡蛋放入锅中炒熟盛出待用。将剩余的油烧热，下西红柿片煸炒，放盐、糖炒片刻，倒入鸡蛋翻炒几下出锅即成。本品色泽鲜美、清淡味酸、做法简便、营养丰富，是一道大众喜爱的家常菜肴，更适宜于各种类型高血压病患者食用。

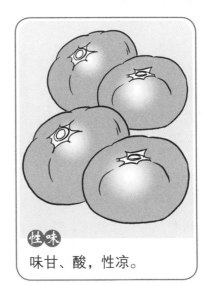

性味

味甘、酸，性凉。

方二 西红柿蘸白糖

鲜西红柿2个。将西红柿洗净，蘸白糖每早空腹吃。此方具有清热降压、止血之功效。适用于血压高、眼底出血者食用。

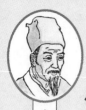

海带 别名 昆布、江白菜。

功能主治 祛脂降压，消痰软坚，止咳平喘，泄热利水，散结抗癌。主治瘿瘤、瘰疬、疝气下堕、咳喘、水肿、高血压、冠心病、肥胖病。

释义 海带属于褐藻的一种，生长在海底的岩石上，形状像带子，含有大量的碘质，可用来提制碘、钾等。中医入药时称昆布。

本草治方

方一 海带根散

将海带根晒干粉碎为末。每次服6～12克，每日1～2次，温水送服。本方清热利水，祛脂降压，可用于治疗高血压。

方二 海带粥

海带10～15克，粳米100克，猪瘦肉适量，同煮粥，用适量食盐（或白糖）调味食用。本品有软坚、降压、利尿作用，适用于高血压、动脉硬化及慢性支气管炎咳喘等症。

方三 海带冬瓜汤

海带30克，冬瓜100克，薏苡仁10克，同煮汤，用适量白糖调味食用。此品有降血压、降血脂、清暑解热、利湿健脾、防癌等功效。

性味 味咸，性寒。

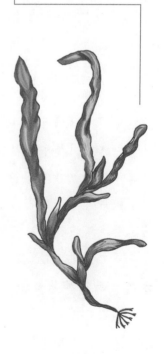

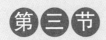

糖尿病与本草治方

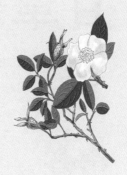

【病名细解】中医称糖尿病为消渴病。消渴病有上、中、下三消之分，肺燥、胃热、肾虚之别。临床常见"三消"症状同时存在，仅表现程度有轻重不同而已；病理均以阴虚燥热为基础；治疗不外乎清热养阴，佐活血化瘀之品。在治法上，《医学心悟·三消》记载："治上消者，宜润其肺，兼清其胃；治中消者，宜清其胃，兼滋其肾；治下消者，宜滋其肾，兼补其肺。"

【易患人群】五脏柔弱、过食肥甘者；饮食不节、劳欲过度者；情志失调而导致的肾阴亏虚、肺胃燥热者。

【疾病诊断】

糖尿病诊断新标准
1.糖尿病症状+任意时间血浆葡萄糖水平 ≥11.1mmol／l（200mg/dl） 或
2.空腹血浆葡萄糖（FPG）水平>7.0mmo/（123mg／dl） 或
3.口服葡萄糖耐量试验（OGTT）中，2hPG水平 ≥11.1mmol／l（200mg／dl）
儿童的糖尿病诊断标准与成人一致

《中国糖尿病防治指南》

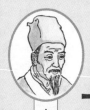

甘草

别名 蜜草、红甘草、粉甘草、美草、密甘、甜草、棒草。

功能主治 补脾益气，清热解毒，祛痰止咳，缓急止痛。调和诸药，主治脾胃虚弱、倦怠乏力、心悸气短、咳嗽痰多等症。

◆释义◆ 甘草，系豆科多年生草本植物。深秋，荚果裂开，籽粒随风散布于大地上，天然繁殖。茎挺拔直立；根如圆柱，直径3～4厘米（大的5～6厘米），长1米多（最长者可达4米）。喜阳光充沛、日照长、气温低的干燥气候。

本草治方

性味 味甘，性平，无毒。

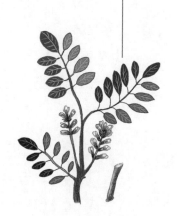

方一 猪脊甘草汤

猪脊骨1条，大枣150克，莲子100克，甘草10克，木香3克。将猪脊骨洗净、剁块，枣及莲子去核、芯，木香、甘草用纱布包扎。同放锅内加水适量，小火炖煮4～5小时。分顿食用，以喝汤为主，亦可吃肉、枣和莲子。此品滋阴、清热、健脾、行气。可用于治疗糖尿病口渴、善饥、尿频等。

方二 枸杞甘草汤

枸杞子20克，生甘草、知母、牛膝、牡丹皮、泽泻各10克，生地、茯苓各15克，怀山药、天花粉各30克，太子参25克。将以上诸药用水煎服，每日1剂，分2～3次服用。15天为1个疗程。气虚者，加黄芪30克、白术15克；若胃热肺燥者，加麦冬10克、生石膏20克；若湿热重者，加苍术15克。主治糖尿病。

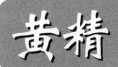

黄精

别名 黄芝、鹿竹、救穷草、野生姜、仙人余粮等。

【功能主治】

补中益气，补气养阴，健脾润肺，益肾养颜。主治脾胃虚弱、体倦乏力、口干食少、精血不足、内热消渴。

释义 黄精，于2月开始生长，一枝上有多个叶，形状像竹子但略短。根形似生姜，其叶与钩吻相似，只是茎不发紫，花不发黄。黄精的根、叶、花、果实都可以食用。对生的是正精，不对生的是偏精。

本草治方

方一 黄精生地散

取生黄芪、黄精、太子参、生地各9克，天花粉6克，共研为末。每日3次，每次14克用水冲服。适用于气阴两虚证的糖尿病患者。

方二 黄精丹参汤

取黄精、丹参、生地、元参、麦冬、葛根、天花粉、黄实各适量，水煎服，每日1剂。适用于肝肾气阴两虚夹淤证的糖尿病患者。

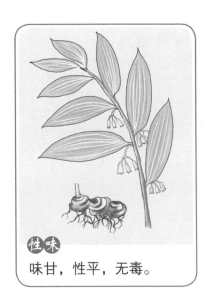

性味 味甘，性平，无毒。

注意事项

脾胃虚弱有湿、咳嗽痰多、中焦便溏及痞满气滞者不宜服用。

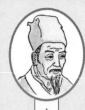

石斛

别名 金钗、禁生、林兰、杜兰、霍石斛等。

功能主治 养胃生津,滋阴除热,聪耳明目,轻身,使人肌肤润泽,精力旺盛,不易衰老。主治热病伤津症、胃阴不足症、阴虚津亏、虚热不退、消渴。

释义 石斛多生长在山谷中。5月生苗,茎像小竹节一样,节间长出碎叶。7月开花,10月结果。它的根细长,为黄色。只有生长在石头上面的石斛才是最好的。

本草治方

性味 味甘,性平,无毒。归胃、肾经。

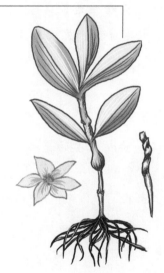

方一 石斛栝楼散

取石斛与栝楼,按2:5的比例调和,将二者共同研细为粉,用开水冲服,一天约10克。本方可用于治疗糖尿病。

方二 石斛茶

取鲜石斛30克,将其洗净切碎,沸水冲代茶频饮。能清热生津、滋阴养胃。适用于多饮善饥、暑热口渴的糖尿病患者。

注意事项

脾虚便溏、邪热尚盛及湿浊未去者慎用。

山茱萸

别名 萸肉、山萸肉、肉枣、药枣、枣皮。

释义

山茱萸为落叶灌木或小乔木，高3～4米。树皮淡褐色，呈片状剥落。嫩枝无毛。叶对生，单叶；叶片卵形、椭圆形或长椭圆形，长5～12厘米，宽3～4.5厘米，先端尖，基部楔形或圆形，边缘全缘，叶面近无毛或疏生平贴柔毛，叶背有毛，侧脉每边6～8条，脉腋有黄褐色绒毛；叶柄长约1厘米。5—6月开花，先叶开放，花黄色，排成伞形花序生于枝顶或叶腋；花萼4裂；花瓣4片，卵形；雄蕊4枚。8—10月结果，果实椭圆形或长椭圆形，长1.2～1.5厘米，直径约7毫米，光滑无毛，成熟时红色，果皮干后皱缩像葡萄干。种子长椭圆形，两端钝圆。秋末冬初收集果实备用。

本草治方

方一　山茱萸麦熟汤

山茱萸、麦冬各65克，熟地95克，车前子约15克，元参30克。水煎服，可以除去消渴之内热，不宜寒消，是糖尿病的调理通治方。

方二　山茱萸地黄汤

山茱萸、生地黄、猪大肠各60克，薯蓣30克，大柿饼15克。将以上诸药用适量水煎服并食猪大肠，隔日1剂。

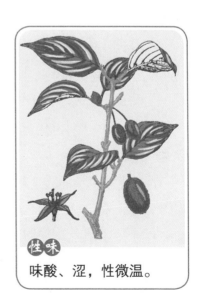

性味 味酸、涩，性微温。

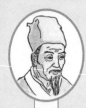
天门冬

别名 颠勒、颠棘、门冬、天棘、万岁藤。

功能主治 养阴生津,润肺清心。主治肺燥干咳、虚劳咳嗽、津伤口渴、心烦失眠、内热消渴、肠燥便秘、白喉。

释义 天门冬为多年生长绿、半蔓生草本植物,茎基部木质化,多分枝丛生下垂,长80~120厘米,叶式丛状扁形似松针,绿色有光泽,花多白色,6—8月开花,果实绿色,成熟后变为红色,球形种子黑色。它既有文竹的秀丽,又有吊兰的飘逸,非常具有观赏性。

性味 味苦,性平,无毒。入肺、肾经。

本草治方

方一 天门冬麦冬粥

天门冬、麦冬各10克,粳米100克。先将天门冬、麦冬煎取汁,与粳米煮成粥,早晚供餐用。本方可用于治疗糖尿病。

方二 天门冬饮

天门冬8克,人参3克,生地黄12克,山茱萸6克,枸杞子3克。用水煎服,每日1剂。本方可用于治疗糖尿病。

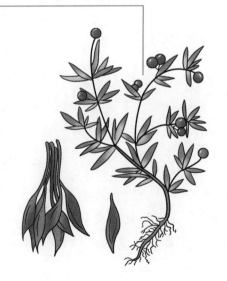

薏苡仁

【功能主治】利水消肿，健脾去湿，舒筋除痹，清热排脓。主治泄泻、筋脉拘挛、屈伸不利。

释义 薏苡在平泽及田野都有种植。春季生苗抽茎，高1~1.3米，老根自己长出。叶子像黍叶，开红白色花，有穗。5—6月结实，呈青白色，形状如珠子而稍长，所以人称薏珠子。9—10月可采其实。它有两个品种：一种黏的，一种不黏的。它的米呈白色像糯米，根都是白色的，根须相互交结，味甜。

本草治方

方一　薏苡仁山药粥

薏苡仁、山药各50克，粳米100克。将薏苡仁、粳米洗净，将山药去皮切块，放入锅中，加入1500毫升水。

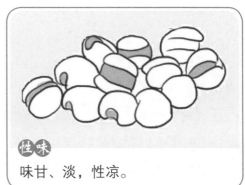

性味

味甘、淡，性凉。

烧开后，不加油盐，用文火熬成粥，分3～4次空腹食用。本方有补中利湿、固肾止泻的功效。适用于糖尿病、口渴的人群。

方二　薏苡仁猪胰汤

薏苡仁30克，猪胰1个，共用水炖煮，用少量食盐调味，每日分2次服。本方可用于治疗糖尿病。

注意事项

孕妇慎用。

便秘与本草治方

【病名细解】便秘是多种疾病的一种症状，而不是一种病。对不同的患者来说，便秘有不同的含义。 常见症状是排便次数明显减少，每2～3天或更长时间一次，无规律，粪质干硬，常伴有排便困难感的病理现象。

【易患人群】除老年人、小儿、孕妇容易患便秘之外，久坐者、节食者也容易患便秘。

【疾病诊断】一般根据病史及症状即可确诊。辅以便常规、胃肠X线、肠道内窥镜、粪便磷酸盐等检查，可以明确是功能性便秘还是器质性便秘。另外，每2～3天或更长时间一次，无规律，粪质干硬，伴有排便困难感的即可初步认定是便秘。

菠菜

别名 波斯草、鹦鹉菜、菠棱、赤根菜。

【功能主治】
利五脏，去肠胃热。服用丹石的人吃它更好，具有疏通血脉、开胸下气、调大便、滞涩止渴的功效。

释义 菠菜叶子为绿色，细腻且柔厚，它的茎柔脆空心。它的根有数厘米长，大如桔梗而且呈红色，味道甘甜香美。

本草治方

方一 凉拌菠菜

菠菜250克，鲜姜25克，精盐2克，酱油5克，麻油5克，花椒油2克，味精、醋各适量。将菠菜择去黄叶，洗净切成段，鲜姜去皮切成丝。锅内加水，置火上烧沸，加入菠菜略焯，捞出沥净水，轻轻挤一下，装在盘内，抖散晾凉，再将姜丝、醋等调料一起加入，拌匀入味。随意食用。本方养血通便，适用于便秘人群。

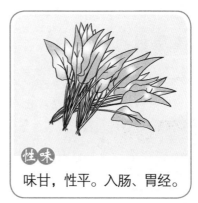

性味 味甘，性平。入肠、胃经。

方二 菠菜猪血汤

鲜菠菜、熟猪血各500克，姜片、葱段各适量。鲜菠菜洗净切段，猪血切条；将锅置于火上，加猪油，将葱、姜煸香，倒入猪血煸炒，烹入料酒，煸炒至水干，加入肉汤、盐、胡椒、菠菜，煮沸后，盛入汤盆即成。此汤具有养血止血、敛阴润燥的功效，可用于治疗血虚肠燥、贫血及出血等。

注意事项

肾炎、肾结石患者禁用。菠菜草酸含量较高，不宜一次食用过多；另外脾虚便溏者不宜多食。

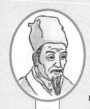

大麻仁

别名 麻仁、麻子、火麻仁。

功能主治 润燥,滑肠,通便。主治血虚、津亏肠燥导致的便秘。

释义 大麻仁为桑科植物大麻的果实。瘦果扁卵形,外围为黄褐色苞片。8—9月果实成熟后割取果穗或连茎割下,晒干打下果实。

本草治方

性味 味甘,性平。

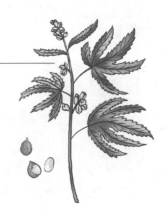

方一 麻仁杏仁丸

大麻仁、杏仁、栝楼各等份,白蜜适量。将以上三味共研为细末,用白蜜将其调和为枣大的丸剂,每日用温水送服2~3丸。本方有清热润肠的功效。可用于治疗热结所致的便秘。

方二 麻仁粥

大麻仁10克,粳米50克。先将大麻仁捣烂水研,滤汁,与粳米煮作粥。随意食用。本方可润肠通淋、活血通脉,可用于治疗血虚便秘、小便不通利。

方三 麻仁汤

大麻仁15克。用水煎服,每日1剂,分2次温服。本方有润肠通便的功效。主治肠燥便秘之症。

注意事项

与蜂蜜同时食用将致眼疾,大麻仁食入过量可致中毒,故不宜过量。孕妇不可食用大麻仁。

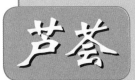

芦荟

别名 卢会、讷会、奴会等。

【功能主治】

泻下，清肝，杀虫，解巴豆毒。主治热结便秘、肝火头痛、目赤惊风、虫积腹痛、疥癣、痔瘘。

释义 芦荟是多年生常绿草本植物。茎极短，有匍枝。叶丛生于茎上，莲座状，肉质，多汁；叶片披针形，肥厚，边缘有刺状小齿。夏、秋开花，花葶高50～90厘米，花下垂，红黄色带斑点。蒴果三角形，室背开裂。叶或叶的干浸膏入药，四季可采。

本草治方

方一 芦荟朱砂丸

芦荟56克，朱砂4克。将以上两味药研细末，用好酒调制成小豆大小的丸剂，1次4～6丸，温开水送服。本方对治疗便秘很有效，早晨服晚上见效，晚上服翌日早晨见效。

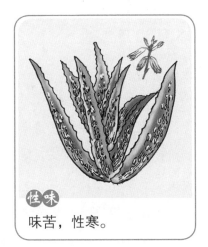

性味 味苦，性寒。

方二 芦荟散

将芦荟适量研为细末，用温白糖水送服，成人每次2～3克，小孩每次1克。本方清热通便，主治习惯性便秘、热结便秘。

方三 芦荟汤

芦荟2克。用水煎服，每日1剂，分2次温服。本方有泻下通便、清肝泻火的功效。主治大便干燥、心肝火旺、头晕头痛、烦躁易怒等症。

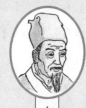

香蕉 别名 芎蕉、甘蕉。

功能主治 养阴润燥,生津止渴。主治胃阴不足、咽干口渴、或热伤津液、烦渴喜饮、肠燥便秘、大便干结,或痔疮便血。

释义 香蕉为芭蕉科植物甘蕉的果实。秋季果实成熟时采收,经处理脱涩后,洗净鲜用。我国栽培的有甘蕉、粉蕉两个品种。甘蕉果形短而稍圆,粉蕉果形小而微弯。其果肉香甜,除供生食外,还可制作多种加工品。

本草治方

方一 香蕉粥

新鲜熟香蕉250克,冰糖、粳米各100克。先将香蕉去皮,切成块;粳米淘洗干净,以清水浸泡120分钟后捞出沥干;将锅放火上,倒入1000毫升清水,加入粳米,用旺火煮沸,再加入香蕉丁、冰糖,改用小火熬30分钟即成。本粥有养胃止渴、滑肠通便、润肺止咳的功效。适宜津伤烦渴、肠燥便秘、痔疮出血、咳嗽日久及习惯性便秘者食用。

方二 冰糖炖香蕉

熟香蕉1～2根,冰糖适量。将香蕉去皮,加适量冰糖,隔水炖服,每日1～2次,连服数日。本方适用于津枯肠燥之便秘者。

性味 味甘,性凉。

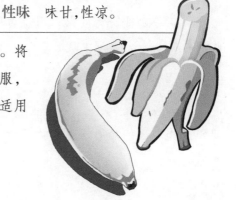

本草纲目家庭养生说明书

牵牛子

别名 二丑、黑白丑、丑牛子、黑丑。

【功能主治】

消痰涤饮，泄水通便，杀虫攻积。主治二便不通、痰饮积聚、水肿胀满、气逆喘咳、虫积腹痛及蛔虫、绦虫病。

释义 牵牛子为旋花科植物圆叶牵牛的种子。秋末果实成熟，果壳未开裂时采割植株，晒干，打下种子，除去杂质。

本草治方

方一 牵牛子散

牵牛子6克，烘干，研细末，温开水送服，每次服用1克，每日3次。服药后大便仍不通者，可加大剂量至每次2～3克，大便已通则停止服药。主治大便秘结，但体质虚弱者慎用。

方二 牵牛子蜜丸

黑色牵牛子31.25克，微炒，研成粉末，桃仁末16克，以熟蜜调制成梧桐子大小的蜜丸。用温水送服，每日3次，每次20丸。本方可用于治疗大肠风秘壅热结涩所致的便秘。

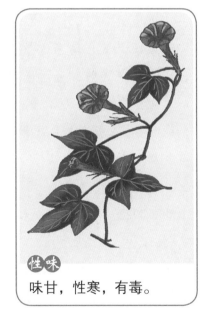

性味
味甘，性寒，有毒。

第二章 治病防老：「老爸老妈」与本草治方

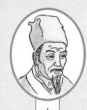

巴豆

别名 刚子、芒子、红子仁、巴菽、巴果、銮虫。

功能主治 泻寒积,通关窍,逐痰,行水,杀虫。主治寒积便秘、胸腹胀满急痛、血瘕、痰癖、泻痢、水肿,外用治喉风、喉痹、恶疮疥癣。

释义 巴豆为大戟科巴豆属植物巴豆树的干燥成熟果实,其根及叶亦供药用。种子长卵形,3枚,淡黄褐色。3—5月开花;6—7月结果;8—9月果实成熟时采收,晒干后,除去果壳,收集种子,晒干。

本草治方

性味 味辛,性热,有毒。

方一 巴豆丸

巴豆1500克,清酒适量。煮三天三夜,研末,令大热,合酒微火煎之,制成胡豆大小的丸剂,每次服1丸,用水送服,欲吐者服2丸。主治寒癖宿食、久饮不消、大便秘结。

方二 巴豆饼

巴豆10粒,将其研成细末,加入面粉3克,捻作饼,按肚脐内,以小艾炷灸五壮。气达即通。适用于阴毒伤寒心结所致的便秘,按之极痛,但出气稍缓者。

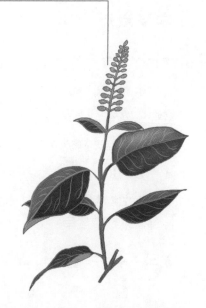

注意事项

畏牵牛。无寒实积滞、体虚者及孕妇忌用。

第五节

失眠与本草治方

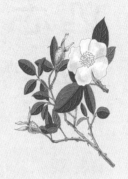

【病名细解】失眠，指无法入睡或无法保持睡眠状态，导致睡眠不足，又称入睡和维持睡眠障碍（D1MS）。中医称其为"不寐""不得眠""不得卧""目不瞑"，是一种以经常不能获得正常睡眠为特征的病症，具体表现为各种原因引起的入睡困难、睡眠深度或频度过短（浅睡性失眠）、早醒及睡眠时间不足或质量差等。

【易患人群】年迈体虚，劳心伤神或久病大病之后，引起气虚血亏者；恼怒烦闷、肝郁化火者；饮食不节、暴饮暴食者；恣食肥甘生冷或嗜酒成癖者；纵欲过度者；突然受惊、耳闻巨响、目睹异物或涉险临危以致心胆气虚者。

【疾病诊断】按临床表现分类：入睡时间超过30分钟；夜间觉醒次数超过2次或凌晨早醒；多噩梦；总的睡眠时间少于6小时；次日早晨感到头昏、精神不振、嗜睡、乏力等。按病程分类：一次性或急性失眠，病程短于4周；短期或亚急性失眠，病程超过4周短于6个月；长期或慢性失眠，病程超过6个月。按严重程度分类：轻度，偶发，对生活质量影响小；中度，每晚发生，中度影响生活质量，伴有一定症状（易怒、焦虑、疲乏等）；重度，每晚发生，严重影响生活质量，临床症状表现突出。

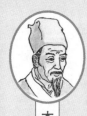
远志 别名 葽绕、棘菀、细草、蕨蒬。

功能主治 安神益智，祛痰，消肿。主治心肾不交引起的失眠多梦、健忘惊悸、神志恍惚、咳痰不爽、疮疡肿毒、乳房肿痛等。

释义 远志根外形像蒿根，呈黄色，苗似麻而青，又如毕豆。叶像大青但是较小，3月开白花，根长3厘米多。春秋两季均可采挖。修整后洗净晒干。生用或炙用。

性味 味苦、辛，性温，无毒。

本草治方

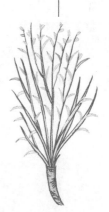

方一 远志酸枣仁汤

远志15克，酸枣仁15克，虾壳25克。将以上诸药用水煎服，每日1剂。本方有安神益智的功效，可用于治疗神经衰弱。

方二 远志党参汤

远志（炙）、当归、白术各10克，党参、首乌、桑葚、茯苓各15克，丹参、黄芪、枣仁（炒）各20克。将以上诸药用水煎服，每日1剂，分2~3次服用。本方可用于治疗神经衰弱，症见失眠、健忘、脑功能减退。

方三 桑葚远志茶

桑葚50克，远志5克，冰糖适量，水煎服每日1剂，每天1次。可用于治疗失眠。

注意事项

有胃炎及胃溃疡者慎用。

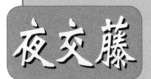

夜交藤

 别名 首乌藤、棋藤。

【功能主治】

养血安神。主治阴虚血少所致的失眠。常与合欢皮、酸枣仁、柏子仁、远志等药配合使用。

释义 夜交藤是何首乌的藤茎，因夜里会自动相互交合而得名，药用何首乌则是这种植物的根。

本草治方

方一 夜交藤粥

夜交藤60克，粳米50克，大枣3枚，白糖适量。取夜交藤用温水浸泡片刻，加清水500毫升，煎取药汁约300毫升，加粳米、白糖、大枣，再加水200毫升煎至粥稠，盖紧焖5分钟即可。本方有养血安神、祛风通络的功效。可用于治疗虚烦不寐、顽固性失眠、多梦症以及风湿痹痛。

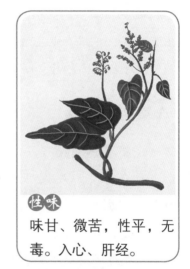

性味 味甘、微苦，性平，无毒。入心、肝经。

注意事项

躁狂属实火者慎服。

方二 夜交藤麦豆汤

夜交藤10克，小麦45克，黑豆30克。将以上3味加水煎煮取汤饮，每日2次。本方有滋养心肾、安神的功效，可用于治疗神经衰弱、心肾不交所致的失眠、心烦等。

方三 夜交藤乌鸡煲

乌鸡1只，夜交藤30克。将乌鸡洗净入沸水中焯一下，再用凉水冲洗。夜交藤洗净用纱布包好，装入鸡肚内，将鸡放于汤煲中，加入适量姜片、食盐、黄酒及水，先用武火烧开，再用文火煲至鸡烂熟，加味精适量即可食用。本方适用于顽固性失眠患者。

第二章 治病防老：『老爸老妈』与本草治方

067

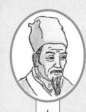
百合

别名 番韭、倒仙、山丹等。

功能主治 养阴润肺，清心安神。主治虚烦惊悸、失眠多梦、精神恍惚、阴虚久咳、痰中带血。

释义 百合只有一茎向上，花、叶、根向四方伸长。百合3月生苗，高66~100厘米，秆粗如箭，四周长叶形状如鸡爪，又似柳叶，青色，近茎处微紫，茎端碧白。百合花有两种：一种5—6月时，茎端开出大白花，花瓣有十几厘米长，花有6瓣，红蕊向四周垂下；一种开红花，叶子细长像柳叶，叫做山丹。

性味 味甘，性微寒。

本草治方

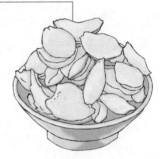

方一 百合猪肉汤

百合50克，瘦猪肉200克，盐少许。瘦猪肉切成小块，与百合加盐共煮烂，顿服。本方有清热润肺、养血安神的功效。可用于治疗神经衰弱之失眠健忘，肺结核之低热、干咳、气促等。

方二 百合枣仁汤

鲜百合50克，生、熟枣仁各15克。将鲜百合用清水浸泡一夜。取生、熟枣仁水煎，去渣，用其汁将百合煮熟。连汤吃下。本方有清心安神的功效，可用于治疗神经衰弱和更年期综合征，适于年老少寐者服食。

注意事项

风寒咳嗽、虚寒出血、脾胃不佳者忌食。

莲子

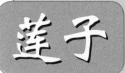

别名 藕实、水之丹、莲实、莲蓬子。

【功能主治】

补脾止泻，益肾固精，养心安神。主治心烦、失眠、健忘、大便溏泄、久痢、腰疼、男子遗精、妇人赤白带下。

释义 莲子是睡莲科多年水生草本植物莲的成熟种子。它生在小巧玲珑的莲蓬之中，因为外壳坚硬，古人称之为石莲子。莲子从大暑开始到立冬为止陆续成熟。大暑前后采收的称为伏莲，也称夏莲，其养分足、颗粒饱满、肉厚质佳；立秋以后采收的称为秋莲，颗粒细长，膨胀性略差，入口较硬。莲子自古以来是公认的老少皆宜的鲜美滋补佳品。

本草治方

方一 莲子枣仁汤

莲子、枣仁、龙眼肉各30克，米醋30毫升。将前3味加水500毫升煮熟，然后倒入米醋再煮3～5分钟。每晚服用1次，经常服用有效。本方有安神催眠的功效，可用于治疗神经衰弱、心悸、失眠。

方二 莲子百合汤

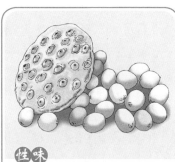

性味 鲜者味甘、涩，性平，无毒。

莲子15克（带心），百合30克，麦门冬12克。将以上诸药加水煎服。本方用带心莲子以清心宁神；百合、麦门冬亦有清心宁神之效。用于病后余热未尽、心阴不足、心烦口干、心悸不眠等。

注意事项

中满痞胀及大便燥结者忌服。

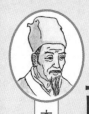

酸枣仁

别名 酸枣核、枣仁、山枣核。

功能主治 宁心,安神,养肝,敛汗。主治虚烦不眠、惊悸怔忡、烦渴、虚汗。

◆释 义 酸枣仁为鼠李科植物酸枣的种子。9—10月结果,核果近球形,先端钝,熟时暗红色,有酸味。秋季果实成熟时采收,将果实浸泡一宿,搓去果肉,捞出,用石碾碾碎果核,取出种子,晒干。

本草治方

方一 酸枣仁汤

酸枣仁15克,茯苓12克,知母10克,川芎9克,甘草4克。将以上诸药用水煎服,每日1剂。养血安神,清热除烦。主治虚烦不眠,证见失眠心悸、虚烦不安、头目眩晕、夜间盗汗、咽干口燥、舌红、脉弦细。

性味 味甘、酸,性平,无毒。

方二 芹菜酸枣仁汤

鲜芹菜90克,酸枣仁9克。将芹菜洗净切段,同酸枣仁一起放入锅中,加适量水共煮为汤。此方有平肝清热、养心安神的功效。可用于治疗虚烦不眠、神经衰弱引起的失眠健忘及高血压时引起的头昏目眩等。

注意事项

凡有实邪郁火及患有滑泄症者慎服。

菖蒲

别名 香菖蒲、药菖蒲、水剑草、山菖蒲。

【功能主治】

安神益智，开窍辟秽，化湿健胃。主治热病、神昏健忘、气闭耳聋、癫痫、痰厥、心胸烦闷、胃痛、腹痛、痈疽肿毒、跌打损伤、风寒湿痹。

释义 菖蒲，多年生丛生草本植物。根茎横生卧，直径0.5～0.8厘米，弯曲、分枝、密生环节。叶基生，长10～30厘米，宽0.5～0.7厘米，剑形条状，基部对折，中脉不明显。肉穗状花序圆柱形，叶状苞（佛焰苞）长5～15厘米。花小，黄绿色。浆果倒卵形。冬、春采根状茎，晒干。叶多鲜用，随用随采。根、叶均有香气。

本草治方

菖蒲益智丸

菖蒲、人参、桔梗、远志、牛膝各38克，茯苓53克，附子30克，桂心23克。将以上诸药研为细末，用蜜制成梧桐子大小的蜜丸。每次服7丸，依据病情可加至20丸，白天2次，夜间1次。本方有养心益智的功效。主治健忘、神志恍惚。

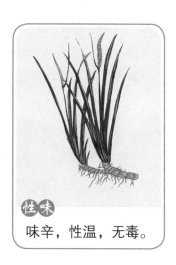

性味 味辛，性温，无毒。

第二章 治病防老：「老爸老妈」与本草治方

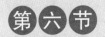

第六节

哮喘与本草治方

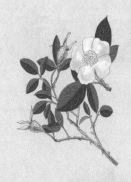

【病名细解】哮喘是因气管和支气管对各种刺激物的刺激不能适应，而引起的支气管平滑肌痉挛、黏膜肿胀、分泌物增加，从而导致支气管管腔狭窄。喘症以呼吸困难，甚至张口抬肩、鼻翼翕动、不能平卧为特征；哮症是一种发作性的痰鸣气喘疾患，发作时喉中哮鸣有声、呼吸气促困难，甚则喘息难以平卧。由于哮必兼喘，故又称作哮喘。

【易患人群】先天不足或平日向来思虑劳倦过度者；过敏者；容易感冒者；经常突击性高强度或长时间劳作的体力劳动者；情绪波动而喜怒无常者；在制药工业、化工企业中工作的工人等。

【疾病诊断】反复发作的喘息、呼吸困难、胸闷或咳嗽；发作时在双肺可闻及散在弥漫性，以呼气相为主的哮鸣音，呼气相延长；用平喘药能明显缓解症状。满足上述三个条件可以建立临床诊断。通过随诊治疗后的反应符合哮喘的规律，可以确定诊断。

麻黄

别名 草麻黄、川麻黄、哲里根。

【功能主治】

发汗散寒，宣肺平喘，利水消肿。主治风寒感冒、胸闷咳喘、风水浮肿、支气管哮喘。蜜麻黄润肺止咳，多用于表证已解、气喘咳嗽。

释义 麻黄，多年生草本植物，高20~40厘米。老株木质化，呈小灌木。根茎常根卧于地。小枝圆状，对生或轮生，干后截面髓部呈棕红色。叶对生，叶片退化成膜质鞘状，下部合生，上部2裂，裂片呈三角形。5—6月开花，雄球花多成复穗状；雄蕊7~8枚。8—9月种子成熟，肉质红色，卵圆形或半圆形，直径6~7毫米。根及根茎于秋末采挖，晒干备用。

本草治方

方一　麻黄杏仁汤

麻黄10克，杏仁、地龙各20克，射干、全蝎、僵蚕、陈皮、桃仁各15克。将以上诸药用水煎服，煎2次，合并两次药液400毫升，每日1剂，分3次口服。本方有调理肺气、化痰止喘的功效。主治支气管哮喘。

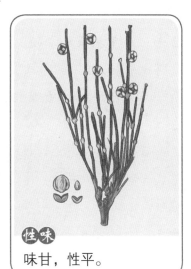

性味 味甘，性平。

方二　小青龙汤

炙麻黄15克，桂枝、五味子、干姜各9克，制半夏、白芍各30克，细辛6~9克，甘草9~15克。每日1剂，水煎2次，分2次服用。本方有宣肺平喘、止咳化痰的功效。主治支气管哮喘。

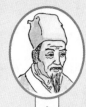

白茅根

别名 丝茅草、茅草、白茅草、茅草根。

功能主治 凉血,止血,清热,利尿。主治热病烦渴、吐血、衄血、肺热喘急、胃热哕逆、淋病、小便不利、水肿、黄疸。

 释义 白茅根为禾本科多年生草本植物白茅的根茎。春、秋两季采挖,洗净、晒干,除去须根及膜质叶鞘,捆成小把。

本草治方

性味 味甘,性寒。

方一 白茅根桑白皮汤

白茅根、桑白皮各1把。水煎,饭后服。本方可用于治疗支气管哮喘。

方二 白茅根汤

用生茅根一把,切段,加水两碗,煮成一碗,饭后温服。本方可用于治疗肺热气喘。

方三 白茅根侧柏汤

新鲜的白茅根60克,侧柏叶20克,藕节、栀子、仙鹤草各15克,水煎,去渣取汁,每日1剂,分3次服,对肺结核所致咯血效果明显。

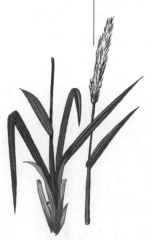

甜杏仁

【功能主治】

祛痰止咳、润肺宽胃。

主治虚劳、咳嗽气喘、心腹逆闷，尤以治干性、虚性之咳嗽最宜。

释义 甜杏仁为蔷薇科植物杏或山杏味甜的干燥种子。果实成熟时采摘，除去果肉及核壳，取种子晾干。本品以颗粒均匀而大、饱满肥厚、不发油者为佳。

本草治方

方一 甜杏仁梨汤

甜杏仁9克，鸭梨1个。将鸭梨洗净挖一小洞，纳入杏仁，封口，加少许水煮熟。吃梨饮汤，每日1次。本方有润肺止咳的功效。可用于治疗慢性气管炎咳喘、肺虚久咳、干咳无痰等。

方二 双仁糊

甜杏仁、胡桃仁各15克，将其微炒，共捣碎研细，加蜜或白糖适量。分2次用开水调成糊状服用。本方有滋养肺肾、止咳平喘的功效。可

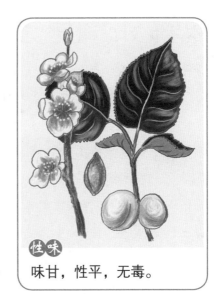

性味 味甘，性平，无毒。

用于治疗久患喘咳、肺肾两虚、干咳无痰、少气乏力等，亦可用于治疗阴血虚亏、肠燥便秘或老年人大便秘结。

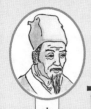

南瓜

别名 倭瓜、金瓜、番瓜。

功能主治 润肺益气，化痰排脓，驱虫解毒，治咳止喘，疗肺痛，治便秘，利尿，美容。主治脾虚气弱或营养不良，肺痈咳脓痰，蛔虫病。

释义 3月下种，4月生苗，一根蔓可长到30多米，南瓜节有根，附地而生。南瓜有中空的茎，叶子的形状似荷叶，但不及荷叶大。8—9月时开黄花，呈喇叭状。结的瓜很圆，皮上有棱如甜瓜。一根藤可结瓜数十颗，瓜的颜色绿黄不一。经霜后将它收置于暖处，可贮存至次年春季。南瓜子也像冬瓜子，肉厚色黄，可炒熟吃或生吃。南瓜适宜种在肥沃的沙地里。

本草治方

性味 味甘，性温，无毒。

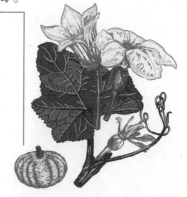

方一 蒸南瓜

将老南瓜洗净，挖空去籽，装入五味子和冰糖，放入锅内蒸熟，然后取出五味子不用。每日吃1个蒸南瓜，数次可见功效，久服除根。本方温中、止咳、平喘化痰。可用于治疗咳嗽痰喘。

方二 南瓜膏

南瓜5个，鲜姜汁60克，麦芽1500克。将南瓜去籽，切块，入锅内加水煮极烂为粥，用纱布绞取汁，再将汁煮剩一半，放入姜汁、麦芽，以文火熬成膏。每晚服150克，咳喘严重患者早晚服用。

注意事项

多食发脚气、黄疸，不能同羊肉一起食用，否则令人气壅。

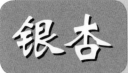

银杏

别名 公孙树、白果、鸭脚树。

【功能主治】

定喘嗽，敛肺气，止带浊，缩小便，消毒杀虫。主治哮喘、痰嗽、梦遗、白带、白浊、小儿腹泻、虫积、肠风脏毒、淋病、小便频数，以及疥癣、漆疮、白癜风等病症。

释义 银杏种子核果状，10月果熟，椭圆形至近球形，外层种皮肉质，淡黄色，有白粉，带臭气，中层种皮坚硬，骨质，白色，具2～3棱，内层种皮膜质；胚乳丰富，胚绿色。9—10月种子成熟时打下，让其外皮沤烂，以水洗净，蒸熟后晒干备用。

本草治方

银杏麻黄汤

银杏仁（炒）、麻黄、桑白皮、款冬花、制半夏、苏子、杏仁、黄芩、甘草各适量。水煎服。主治风寒外束、痰热内蕴的咳喘。

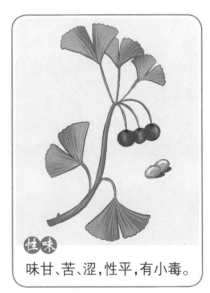

性味 味甘、苦、涩，性平，有小毒。

注意事项

过量食用银杏会引起中毒。预防银杏中毒的有效方法是熟食、少食。

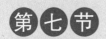第七节

咳嗽与本草治方

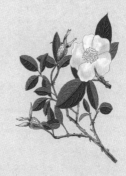

【病名细解】咳谓无痰而有声，肺气伤而不清也；嗽是无声而有痰，脾湿动而为痰也。咳嗽是人体清除呼吸道内的分泌物或异物的保护性呼吸反射动作。虽然有其有利的一面，但长期剧烈咳嗽可导致呼吸道出血。

【易患人群】年老体弱者；鼻炎、咽炎、喉炎、气管炎等患病人群；过敏者。

【疾病诊断】持续时间超过3周，在8周以内的咳嗽称为亚急性咳嗽；持续时间超过8周，可持续数年甚至持续数十年的为慢性咳嗽。

桔梗

别名 白芍、梗草、苦桔梗、白桔梗、玉桔梗、苦梗等。

[功能主治]

宣肺，利咽，祛痰，排脓。主治咳嗽痰多、咽喉肿痛、肺痈吐脓、胸满胁痛、痢疾腹痛、小便癃闭。

释义

桔梗根如小指大小，黄白色，春生苗，茎有3厘米多高，叶像杏叶，稍有点长椭圆形。四叶相对而生，嫩时可煮食。6—7月开小花，紫绿色，颇似牵牛花。秋后结籽。根细如小指，黄白色。8月采根，它的根是实心的。若是空心的便是荠苨。

本草治方

方一 桔梗汤

桔梗10克。水煎20分钟，取汁，每日分2次温服。本方有清肺祛痰、利咽排脓的功效。主治咳嗽、肺痈、痰多等。

方二 桔梗甘草汤

桔梗10克，甘草6克，水煎，每日1剂，分2次温服。本方有化痰利咽、清热润肺的功效。主治咳嗽有痰、咽喉肿痛、肺痈等。

方三 桔梗茶

桔梗、玄参、麦门冬各6克，乌梅、生甘草各3克。将以上诸药一起放入杯中，加入适量沸水冲泡，盖焖15分钟即可饮用。本方有化痰止咳、滋阴润肺的功效。主治肺热咳嗽、痰多咽燥等。

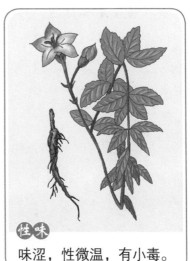

性味
味涩，性微温，有小毒。

注意事项

阴虚久咳及高血压病患者忌用；忌与白及、龙眼、龙胆一起服用。

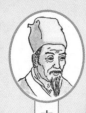

栝楼

别名 野苦瓜、大肚瓜。

功能主治 润肺化痰，利气宽胸。主治痰热咳嗽、胸痹疼痛、咽痛、吐血、衄血、消渴、便秘、痈疮肿毒。

释义 栝楼为葫芦科多年生草质藤本植物栝楼和双边栝楼的成熟果实。主产于我国山东、安徽、河南等地。于每年霜降与立冬之间采收。

本草治方

性味 味甘，性寒。

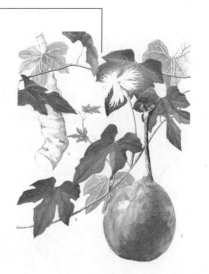

方一 栝楼皮杏仁汤

栝楼皮、杏仁、前胡、蝉衣、甘草各6克。用水煎服，代茶饮。本方用于治疗温病初起，热重咳嗽。

方二 栝楼汤

栝楼12克。水煎20分钟，取汁，每日分2次温服。本方有润肺行气、化痰止咳的功效。主治痰热咳嗽、消渴、黄疸、胸痹疼痛、便秘等。

方三 小陷胸汤

栝楼30克，半夏12克，黄连6克。将以上诸药用水煎20分钟，每日1剂，分2次温服。本方有清热化痰、散结宽中的功效。主治痰热互结、胸膈痞闷、咳嗽痰稠等。

注意事项

脾虚湿痰者忌用。

竹茹

别名 淡竹茹、细竹茹、水竹茹、嫩竹茹等。

【功能主治】

清热化痰，止呕除烦。

主治肺热所致的咳嗽、痰脓、胃热呕吐等症。

释义 竹茹为禾本冬青秆竹和淡竹的秆的中间层，即去除绿层后，剩余的纤维。一年四季均可采集，尤以冬季所采质量最佳。

本草治方

方一 竹茹麦冬饮

竹茹、龙眼肉各5克，麦冬9克，炒枣仁、人参各3克。将人参切片，与龙眼肉一同放入锅内，加适量清水煮半个小时备用。剩余几味药材混合后研成粉末，放入杯中加开水浸泡，约20分钟后，调入龙眼人参汁即可饮用。本方有清热益气、化痰止呕的功效。主治咳嗽多痰、肺胃热盛、气虚乏力、呃逆等。

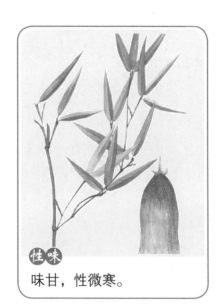

性味 味甘，性微寒。

方二 竹茹汤

竹茹10克。水煎20分钟，取汁，每日1剂，分2次温服。本方有清热祛痰、除烦止呕的功效。主治肺热咳嗽、痰脓呕吐之症。

注意事项

糖尿病患者、脾胃虚寒患者忌用。

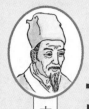
芫荽 别名 香菜、胡荽、园荽。

功能主治 发表透疹,消食开胃,止痛解毒。主治风寒感冒、麻疹、痘疹透发不畅、食积、脘腹胀痛、呕恶、头痛、牙痛、脱肛、丹毒、疮肿初起、蛇伤。

释义 芫荽,一年生草本植物,全体无毛,有强烈的香气。7—9月结果,果实近球形,表面黄棕色,有较明显纵向的棱线,有香味、微辣。全草于春季采收,阴干备用;果实秋季采收,晒干备用。

本草治方

芫荽粥

芫荽、饴糖各30克,大米100克。先将大米洗净,加水煮汤。取大米汤3匙与芫荽、饴糖搅拌后蒸10分钟。趁热1次服,注意避风寒。本方发汗透表,主治伤风感冒引起的咳嗽。

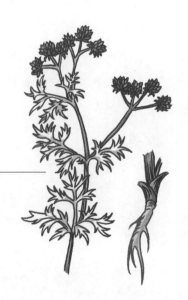

性味 味辛,性温。

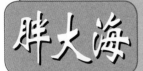

胖大海

【功能主治】

清热利咽，润肺解毒。

主治咽喉肿痛、声音嘶哑、牙痛等症。

释义 胖大海为梧桐科植物胖大海的干燥成熟种子。每年4—6月果实成熟开裂时，采收种子，晒干用。

本草治方

方一　胖大海生地饮

胖大海、生地黄各6克，绿茶3克，冰糖10克。将以上诸药放入杯中，加入沸水冲泡，盖焖10分钟即可饮用。主治肺热咳嗽、咽干肿痛、声音嘶哑。

方二　胖大海菊花饮

胖大海3克，菊花、甘草各9克。将以上诸药水煎，每日1剂，分2次温服。本方有清热润肺、利咽泻火的功效。主治阴虚内热、肺热咳嗽、咽喉肿痛、声音嘶哑等。

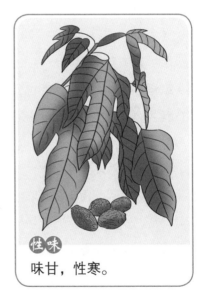

性味

味甘，性寒。

注意事项

风寒感冒、脾胃虚弱者忌服。

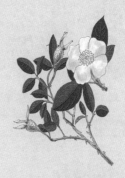

第八节

脑卒中与本草治方

【病名细解】脑卒中也叫中风，分为缺血性脑卒中和出血性脑卒中。脑卒中是中医学对急性脑血管疾病的统称。它是以猝然昏倒，不省人事，伴发口角歪斜、语言不利而出现半身不遂为主要症状的一类疾病。

【易患人群】脑卒中偏瘫与年龄、生活习惯等都有关系。年龄越大越危险，好发年龄为40岁以上人群，55岁以上者发病率大大增加。而吸烟、饮酒等不良的生活习惯也会增加脑卒中的危险。此外，高血压、心脏病、糖尿病等疾病患者容易患脑卒中。

【疾病诊断】脑卒中可以从一些先兆征象来预防和诊断，比如：头晕，特别是突然发生的眩晕；头痛突然加重或由间断性头痛变为持续性剧烈头痛；突然感到舌麻、唇麻或一侧上下肢发麻；暂时的吐字不清或讲话不灵；突然一侧肢体无力或活动不灵活，时发时停；突然出现原因不明的摔跤或晕倒；整天昏昏欲睡；特别要注意频繁性鼻出血。

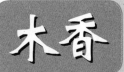

木香

别名 蜜香、南木香、云木香等。

【功能主治】

行气止痛，理气疏肝，健脾消食。主治胸脘胀痛、泻痢后重、食积不消、不思饮食。煨木香实肠止泻，主治泄泻腹痛。

释义 木香呈圆柱形或半圆柱形，长5～10厘米，直径0.5～5厘米。表面黄棕色至灰褐色，有明显的皱纹、纵沟及侧根痕。质地坚硬，不易折断，断面灰褐色至暗褐色，周边灰黄色或浅棕黄色，形成层环棕色，有放射状纹理及散在的褐色点状油室。气香特异，味微苦。以坚实、条均、香气浓、油性大者为佳。

本草治方

木香散

木香适量，研成细末，用冬瓜子煎汤送服9克。痰甚者，加竹沥、姜汁。主治闭目不语、如中风状。

注意事项

阴虚、津亏、火旺者慎服。

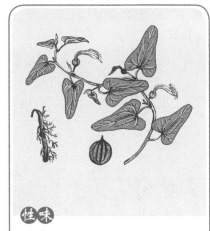

性味 味辛、苦，性温。

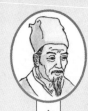

细辛

别名 细参、金盆草、少辛、独叶草、山人参。

功能主治 消痰行水,散风逐寒,活血,平喘,定痛。主治痰饮喘咳、风寒感冒、水肿、风湿、跌打损伤、头疼、龋齿痛、疝气腹痛。

释义 细辛,多年生草本植物。根状茎横走,直径约3厘米,有环形节,根状茎上生有多数细长的根,灰黄色。叶从根茎长出,无毛;叶片卵状心形或近肾形,先端急尖或钝,叶基部心形,叶背有较密的短毛。5月开花,呈紫棕色或紫绿色,单朵生于叶腕,花被管状或半球状,直径约1厘米;花被片三角状卵形;雄蕊12枚,柱头侧生。6月结果,果实半球形,内有多粒种子。5—8月采挖根,阴干备用。

本草治方

细辛散

细辛适量研为细末,吹入鼻孔。可用于治疗中风不省人事。

性味 味辛,性温,有小毒。

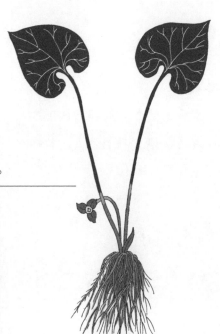

注意事项

气虚多汗、血虚头痛、阴虚咳嗽者等忌服。

黄芪

别名 黄耆、箭芪、箭黄芪等。

【功能主治】

补气固表，利尿托毒，敛疮生肌。主治中气下陷、气虚乏力、久泻脱肛、内热消渴、慢性肾炎等症。

释义 黄芪为多年生草本，株高1米左右。其叶似槐叶，叶面尖小，又似蒺藜叶，叶面阔大，青白色。开黄紫花，大的像槐花，结小尖角，长3厘米左右。根长66~100厘米，以紧实如箭杆的为良品。嫩苗也可以用水焯后凉拌食用。其种子收摘以后，可以在10月下种，种植方法像种菜一样简单。每年的2月、10月间采取，避光阴干。

本草治方

方一　黄芪玄参汤

黄芪、黄精、丹参、玄参各15克，鸡血藤20克，海藻12克。用水煎服，每日1剂，并可随症加减。本方有益气养阴、活血养荣、化痰软坚的功效。主治中风后遗症偏瘫。证见中风后一侧肢体偏瘫、肌肉松弛、不能自主屈伸、舌体向健侧歪斜、语言謇涩、舌暗红、苔薄白、脉弦细等。

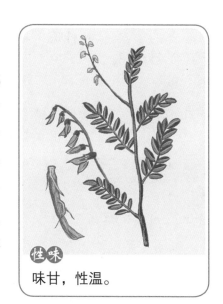

性味

味甘，性温。

方二　黄芪川芎汤

黄芪30～50克，川芎、赤芍、天麻、黄芩、川牛膝各10克，归尾、钩藤各15克，石决明（先煎）20克，甘草5克。用水煎服，每日1剂，分2次服用。主治中风。

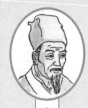

川芎

别名 胡䓖、芎䓖、香果、山鞠穷。

功能主治 主治中风后头痛、寒痹痉挛缓急、金属外伤及妇女月经不调导致的不孕。另可除体内寒气，主温中补劳、壮筋骨、通调血脉。

释义 以蜀地出产者最佳，4—5月生出像水芹、芫荽一样的叶子，成丛状，茎非常细，其叶非常香。7—8月开碎白花，像蛇床子的花一样。根坚瘦，为黄黑色。到了深秋茎叶也不枯萎。清明后，上年的根重新发苗，将枝分出后横埋入土，再节节生根。到了8月，川芎便可以挖掘出来，高温蒸后就可以当成药物卖了。

本草治方

性味 味辛，性温，无毒。

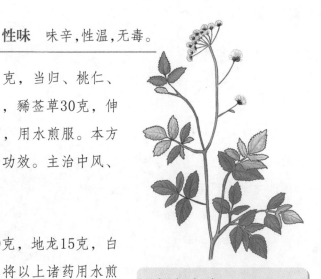

方一 偏瘫汤

川芎、红花各6克，当归、桃仁、半夏、鱼腥草各9克，豨莶草30克，伸筋草10克。每日1剂，用水煎服。本方有活血化瘀、通络的功效。主治中风、偏瘫。

方二 川芎通络汤

川芎、葛根各30克，地龙15克，白附10克，羌活5克。将以上诸药用水煎服，每日1剂，分3次服用。本方有发郁化痰、通络祛淤、熄风解痉的功效，主治风眩、风厥、风瘫等中风各期之症，包括心脑血管系统疾病。

注意事项

高血压性头痛、脑肿瘤头痛、肝火头痛，以及阴虚火旺者均忌食。

第九节
风湿性关节炎与本草治方

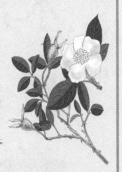

【病名细解】风湿性关节炎是一种常见的急性或慢性结缔组织炎症，可反复发作并累及心脏。临床以关节和肌肉游走性酸楚、疼痛为特征。中医称本病为"三痹"，根据感邪不同及临床主要表现，有"行痹""痛痹""着痹"的区别，其病机主要为风寒湿邪三气杂至，导致气血运行不畅、经络阻滞所致。

【易患人群】年老体衰者；不爱运动者；经常受寒、淋雨和受潮者；精神受刺激、过度悲伤、心情压抑等。

【疾病诊断】晨僵患者晨起或休息较长时间后，关节呈胶黏样僵硬感，活动后方能缓解或消失。晨僵在类风湿关节炎中最为突出，可以持续数小时。滑液检查可以在一定程度反映关节滑膜炎症。特别是在滑液中找到尿酸盐结晶或滑膜细菌培养阳性则分别有助于痛风或化脓性关节炎的确诊。此外，做X射线检查有助于关节病变的诊断和鉴别诊断。

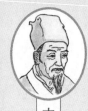

木瓜 别名 楙木。

功能主治 平肝舒筋,和胃化湿。主治湿痹拘挛、腰膝关节酸重疼痛、吐泻转筋、脚气水肿。治风湿痹痛时一般用于腰膝酸痛者居多,常与虎骨等配用。

释义 木瓜处处都有,尤以安徽宣城为佳。树木的形状像柰,叶子光滑且厚。春末开深红色花,果实如小瓜而有鼻,鼻悬花脱实落之处,瓜皮呈黄色。

本草治方

性味 味酸,性温,无毒。

方一 木瓜浆

木瓜1个。水酒各半,将木瓜煮烂,并研成粥浆样,用布摊敷于患处。本方有舒筋通络、祛风湿的功效。可用于治疗风湿性关节炎、关节痛。

方二 虎骨木瓜酒

木瓜93克,虎骨(酥炙)、川芎、川牛膝、当归、天麻、五加皮、红花、川续断、白茄根各31克,玉竹62克,秦艽、防风各15克,桑枝125克。将以上诸药研为细末,用绢袋盛之,放入高粱酒10千克浸泡7日,滤清,加冰糖1千克。随量服之。本方有祛风定痛、除湿驱寒、壮筋强骨、调和气血的功效。主治风寒湿气流入经络、筋脉拘挛、骨节酸痛、四肢麻木、口眼歪斜、山岚瘴气、历节风痛,以及骨折伤筋后、筋络挛缩酸痛、痿软无力。

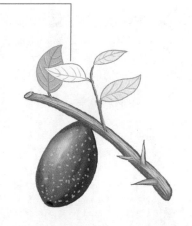

注意事项

脾胃虚寒者禁用。

食盐

别名 氯化钠（化学品名）。

【功能主治】

清火，凉血，解毒，软坚，杀虫，止痒。主治心腹胀痛、食停上脘、胸中痰癖、齿龈出血、喉痛、牙痛、目翳、二便不通、疮疡、毒虫螫伤等症。

◇**释义** 盐的种类很多，如海盐、井盐等。海盐取海卤煎炼而成。井盐取井卤煎炼而成。食盐是我们生活中不可缺少的调味品，咸香味美，呈白色。

本草治方

方一 炒食盐小茴香

食盐1斤，小茴香120克。将上两味药材一起放入锅内炒热，用布包熨痛处，凉了再换，往复数次。本方有祛风理气、散寒止痛的功效。可用于治疗风湿性关节痛。

方二 炒食盐

食用细盐50克。每晚将盐放锅内炒热用布包好，睡前敷患处，每日1次，连用3～4日。本方有祛风湿的功效。可用于治疗风湿性关节炎。

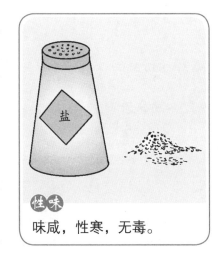

性味

味咸，性寒，无毒。

注意事项

喘咳、水肿、消渴者，盐为大忌。高血压患者也应控制盐的摄入量。

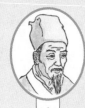

丝瓜络

别名 丝瓜筋、丝瓜布、丝瓜瓤。

功能主治 通经活络,解毒消肿。主治胸胁疼痛、痹痛拘挛、乳汁不通、肺热咳嗽。

释义 丝瓜络为葫芦科植物丝瓜的果实维管束。药材为丝状维管束交织而成,多呈长棱形或长圆筒形,略弯曲,长30～70厘米,直径7～10厘米。表面淡黄白色。体轻,质韧,有弹性,不易折断。横切面呈空洞状。

本草治方

性味 味苦,性凉。

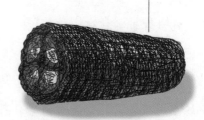

方一　丝瓜络酒

丝瓜络50克,白酒500克。将丝瓜络放入白酒里浸泡7天,去渣服用。每次饮15克,能饮酒者饮30～90克,每日2次。本方有通经活络的功效。可用于治疗风湿性关节痛。

方二　丝瓜络桑枝汤

丝瓜络、嫩桑枝各30克,怀牛膝10克,汉防己10克,水煎服。可用于治疗风湿性关节炎。

海风藤

別名 风藤、爬岩香。

【功能主治】

通经络，祛风湿，止痹痛。主治风寒湿痹、肢节疼痛、筋脉拘挛、屈伸不利、跌打损伤、哮喘、久咳。

釋 義 本品为胡椒科植物风藤的干燥藤茎。生于海岸或深山的树林中。夏、秋两季采割，除去根、叶，晒干。

本草治方

方一 海风藤威灵仙汤

海风藤15克，威灵仙9克，吊子风12克，苡仁15克，防风12克，豹皮樟9克，布渣叶15克，山楂肉12克，淮山药12克。水煎服，每日1剂，日服2次。本方有祛风散寒、除湿通络的功效。主治寒湿风邪阻于筋骨所致的关节炎。

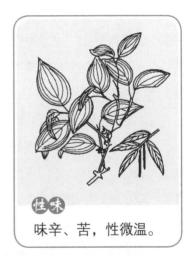

性味 味辛、苦，性微温。

方二 海风藤药酒

海风藤125克，追地风125克，白酒（40～60度）1000毫升。将前两味药材切碎，倒入白酒，浸泡5～7日。口服，每次服用10毫升，每日2次，早晚空腹服，服时不可加温，否则失效。本方有祛风利湿、通络止痛的功效。主治风湿性关节炎，亦可用于治疗支气管哮喘、支气管炎。心脏病患者及孕妇忌服，感冒及月经期暂停服用。

方三 两藤汤

海风藤、鸡血藤、桂枝各9克，水煎服。可用于治疗风湿性关节炎。

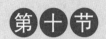

第十节

气虚体弱与本草治方

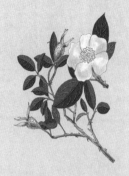

【病名细解】人体气血虚弱，各个组织就缺少濡养，或者因为生活习惯导致脏腑受损，也会导致气虚体弱。人体要对抗的不是自然衰老，而是"未老先衰"，其意《黄帝内经》记载："上古之人，春秋皆度百岁乃去，而尽终其天年。"

【易患人群】老年人；嗜酒族；体力劳动过度者；孕产之初。

【疾病诊断】偏于心虚则心悸早搏，心动过缓；偏于脾虚者则厌食，腹胀，恶心，呕吐，慢性腹泻，胃下垂，脱肛；偏于肺虚则呼吸短促慢性咳喘；偏于肾虚则腰膝酸软，下肢浮肿，小便频多，男子滑精早泄、女子白带清稀。通常情况下，多有倦怠无力，语声低微，懒言少动，面色苍白，饮食不香，消化不良，多汗自汗，易感冒。

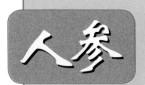

人参

别名 黄参、血参、人衔、鬼盖、神草、地精等。

【功能主治】

补五脏，安精神，定魂魄，止惊悸，除邪气，能明目开心益智，久服可轻身延年，主七劳五伤，虚损痰弱。

释义 人参生在上党山谷及辽东。2月、4月、8月上旬采根，竹刀刮暴干，不要使之见到风，根像人形者最好。人参容易被虫蛀，要放在新容器中密封保存，可以存放好多年而不坏。

本草治方

方一 人参莲肉汤

人参10克，莲子（去芯）10枚，冰糖30克。将人参切片，与莲子同放碗内，加适量水浸泡，再加入冰糖，放蒸锅内隔水蒸1小时，把人参片捞出；次日再加莲子如上法蒸；人参可连用3次，最后一并吃掉。每日早晨服1次，喝汤，吃莲肉。本方有补气健脾、健体强身的功效。主治病后体虚、脾虚消瘦、疲倦等症。健康人常服有强壮体质、保健延年的效果。

方二 人参粥

人参末3克（或党参末15克），冰糖少许，粳米100克。将以上三味同入砂锅煮粥即可。每日1次，连服数月。本方益元气、补五脏、抗衰老。

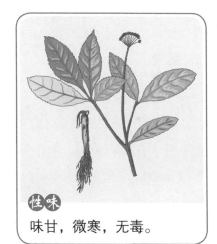

性味

味甘，微寒，无毒。

注意事项

无论是煎服还是炖服，都忌用五金炊具。服用人参后忌吃各种萝卜和海味，忌饮茶。

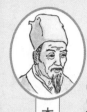

燕窝

别名 燕室、燕盏、燕菜、金丝、燕根等。

功能主治 养阴润燥,益气补中。主治虚损、咳痰喘、咯血、久痢,适宜于营养不良、体质虚弱、久痢久疟、痰多咳嗽。

释义 燕窝是海鸟金丝燕的巢穴。多建在热带、亚热带海岛的悬崖绝壁上。金丝燕在每年春季开始做窝,它的口腔里能分泌出一种胶质唾液,吐出后经海风吹干,就变成半透明而略带浅黄色的物质,这是燕窝的主要成分。金丝燕用这种唾液和着纤细的海藻、身上的绒羽和柔软的植物纤维等做成巢穴,即我们所说的"燕窝"。

本草治方

性味 味甘淡,性平。

方一 燕窝粥

糯米100克,燕窝5～10克(干品)。先用温水将燕窝浸润,去杂质,然后用清水洗净,与糯米文火煲2小时即可食。本方有大养肺阴、益气补脾的功效。能使肺得滋补而皮毛润滑、中气足、气血生化旺盛、青春容颜常驻,糯米亦能和中益气,协助燕窝养颜驻容。

方二 燕窝虫草汤

燕窝5克,冬虫夏草3克,银耳15克,冰糖25克。先用水炖燕窝,后加入冬虫夏草、银耳、冰糖再煮15分钟。饮汤并食燕窝、虫草、银耳。本方有补肺滋肾、养颜止咳的功效。主治阴虚燥热、咳嗽无痰或痰少难出、鼻干面晦、呼吸气促,或盗汗咳血。常服此方延年益寿。

注意事项

一般食用燕窝期间少吃辛辣油腻食物,不抽或少抽烟。

本草纲目家庭养生说明书

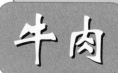

牛肉

别名 水牛肉、黄牛肉。

【功能主治】

安中益气，养脾胃，补虚壮健，强筋骨，消水肿，除湿气。主治虚损赢瘦、消渴、脾弱不运、痞积、水肿、腰膝酸软。

　为牛科动物黄牛或水牛的肉，为全世界普遍的肉品之一。

本草治方

鸡蛋牛肉汤

瘦牛肉500克，鸡蛋50克，芝麻25克，韭菜花10克，大豆油30克，大葱15克，白皮大蒜5克，盐5克，味精2克，酱油10克，胡椒粉1克，辣椒粉5克。用适量豆油将辣椒粉炸成辣椒油待用；将牛肉放入锅内煮熟，捞出；将牛肉趁热撕

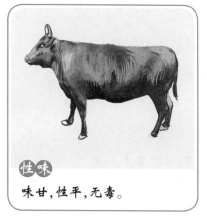

性味 味甘，性平，无毒。

成牛肉丝放入盘中；加酱油、蒜末、胡椒粉、辣椒油、盐、韭菜花拌匀备用；再将葱丝在油锅里炸香，加适量清水煮沸；将鸡蛋打散洒入锅中，煮熟，放味精调味；将鸡蛋汤浇在牛肉丝上，再撒上熟芝麻即成。本方有益气血、强健筋骨的功效。常食可延年益寿。

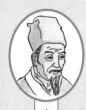

花生

别名 落花生、长寿果、长生果等。

功能主治 悦脾和胃，润肺化痰，滋养补气，清咽止痒。主治产后缺乳而气血不足、脾虚少食、消瘦乏力、脾气虚弱、步履沉重、大便燥结、紫癜、久咳肺虚或肺痨咳嗽。

释义 本品为豆科草本植物落花生的种子。我国各地均有栽培。每年秋末采收果实，剥去果壳，取种子晒干用。亦可生用。

本草治方

性味 味甘，性平。

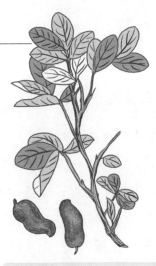

方一 蜜汁花生枣

干红枣100克，蜂蜜200克，生花生仁100克。将红枣和花生仁用温水泡后放锅中加水适量，小火煮到熟软；加蜂蜜200克，至汁液黏稠时停火（也可用高压锅煮30分钟左右）；待花生仁、红枣熟后入锅即可。本方有补血、养颜、开胃的功效。常食可延年益寿。

方二 花生杏仁粥

粳米200克，生花生仁50克，杏仁25克，白砂糖20克。将花生仁洗净，用冷水浸泡回软；杏仁焯水烫透，备用；粳米淘洗干净，浸泡半小时，沥干水分；粳米放入锅中，加入约2500毫升冷水，用旺火煮沸；转小火，下入花生仁，煮约45分钟；再下入杏仁及白糖，搅拌均匀，煮15分钟，出锅装碗即可。常吃本品，有延年益寿之功效。

注意事项

痰湿较甚或肠滑腹泻者忌食。生食过多，易引起腹泻；炒食过多，易于燥火，使眼、口、鼻干燥。

银耳

别名 雪耳、白耳子、五鼎芝、白木耳等。

释义 银耳原本寄生于腐朽的树木上，现已采用人工培植。子实体呈纸白至乳白色，胶质，半透明，柔软有弹性，由数片至10余片瓣片组成，形似菊花形、牡丹形或绣球形。以朵大体轻、黄白色、有光泽、胶质厚者为佳。

本草治方

方一 银耳鸡汤

银耳20克，鸡汤300毫升，胡椒粉少许。将银耳加水浸泡6小时，洗净，再置温水浸泡至完全膨胀。鸡汤中加入银耳，武火烧沸后倒入蒸锅中，用文火蒸30分钟，加少许胡椒粉即可食用。每日1次，常食有效。本方有益气补肺、滋阴润肤的功效。可改善肌肤粗糙无华、早生皱纹。

方二 冰糖银耳

银耳30克，冰糖适量。将银耳去蒂分数片，用凉开水浸泡1～2小时后煮，煮沸后用文火炖煨，待将烂时加冰糖适量后继续煨炖至银耳熟烂即可，分次服完。久服本方对面肌不丰且少光泽者有一定的疗效。

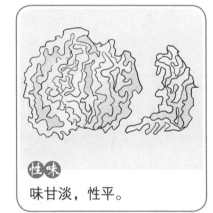

性味 味甘淡，性平。

注意事项 阳虚畏寒或大便易溏者及感冒、咳嗽痰多者忌食。

第二章 治病防老：「老爸老妈」与本草治方

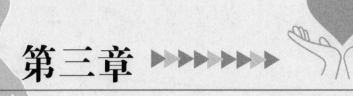

第三章 ▶▶▶▶▶▶▶▶

祛痛养颜，女性与本草治方

　　女人不仅要面对工作、生活琐事，还要试着在这一堆繁杂之中理出头绪，找到适合自己和全家人的治病方法。产后缺乳、产后中风、产后恶露不尽、痛经、闭经、月经不调、女阴瘙痒等疾病都会偷袭女性的健康，特别是生殖系统疾病更是让人受尽煎熬与痛苦。

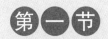

第一节

面黑多斑与本草治方

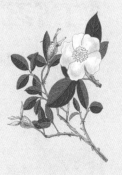

【病名细解】女性较为常见的是面部有黄褐斑，而且其危害最广。黄褐斑主要因女性内分泌失调、精神压力大、各种疾病（肝肾功能不全，妇科病、糖尿病）、体内缺少维生素及外用化学药物刺激引起。

【易患人群】精神压力大的女性；有妇科病、糖尿病等患者；严重缺乏维生素的人群。

【疾病诊断】皮损为淡褐色或黄褐色斑，边界较清，形状不规则，对称分布于眼眶附近、额部、眉弓、鼻部、两颊、唇及口周等处，无自觉症状及全身不适。雀斑好发于颜面、颈部、手臂等日晒部位，面部多散布在两颊及鼻梁。黄褐斑则好发于面部的颧骨、额及口周围，多对称呈蝴蝶状，故又名"蝴蝶斑"。

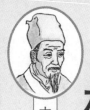

柠檬

别名 宜母果、柠果、宜檬等。

功能主治 生津解暑,和胃降逆,化痰止咳,安胎。主治胃气不和、呕哕少食、痰热咳嗽、暑热烦渴或胃热伤津、口渴喜饮。

释义 本品为芸香科木本植物黎檬、洋黎檬的果实。我国许多地方都有栽培。秋、冬季采收,主要取瓤囊鲜用。

本草治方

方一 柠檬汁涂面

将1只鲜柠檬洗净去皮切片,放入一只广口瓶内,加入白酒浸没柠檬,浸泡一夜。次日用消毒脱脂棉蘸浸泡酒液涂面,15分钟后用温水洗净,1周后可见面容光滑洁白。

方二 柠檬面膜

取1汤匙鲜柠檬汁,放入杯中,加入鲜鸡蛋黄1个,混合搅拌均匀。再加入两汤匙燕麦粉、两汤匙橄榄油或花生油,一起搅拌均匀成糊状。每

性味 味酸、甘,性平。

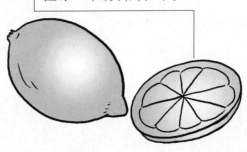

晚洗脸后敷面形成面膜,20分钟后取下,再用温水洗净。每晚1次,连续1周后,可使干性、松弛、多皱的面容变得红润有光泽。

注意事项

胃溃疡、胃酸分泌过多者及患有龋齿者和糖尿病患者慎用。

蜂蜜

别名 蜜糖、白蜜、蜂糖、食蜜等。

【功能主治】

和营卫，润脏腑，通三焦，调脾胃。主治肺燥咳嗽、痰少或干咳、肠燥津枯、大便秘结、疮疡热毒、脾胃虚弱、脘腹疼痛、体倦少食或泻痢腹痛。

释义 蜂蜜由蜜蜂采集植物蜜腺分泌的汁液酿成，我国大部分地区均有生产。因季节花种类的不同，可分为洋槐蜜、菜花蜜、枇杷蜜和椴树蜜等。蜂蜜以稠如凝脂、味甜纯正、清洁无杂质、不发酵者为佳。

本草治方

方一　蜂蜜醋饮

蜂蜜20克，醋20毫升。将以上2味加温开水冲服。日服2～3次，久服效佳。养颜嫩肤，适合皮肤粗糙、黝黑者服用。

方二　蜂蜜姜汁饮

蜂蜜30毫升，老姜汁约3毫升，水50毫升。先将水煮沸，待稍温时加入蜂蜜和姜汁调和，1次空腹服下，每天早晨1次。可久服。本方不仅有祛皱的功效，还有良好的润肤增白作用。

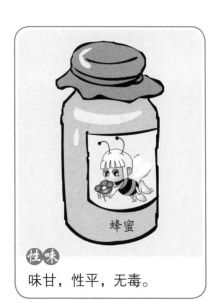

蜂蜜

性味

味甘，性平，无毒。

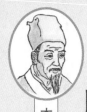

蜂花粉

功能主治 驻颜美容,抗衰延寿,抗癌。主治习惯性便秘、失眠、雀斑、心脑血管疾病、前列腺疾病等。

释义 蜂花粉是由蜜蜂从植物花中采集的花粉经蜜蜂加工成的花粉团,被誉为"浓缩的天然药库""人类天然食品中的瑰宝""全能的营养库""内服的化妆品"等。

性味 味辛香,性温、偏热。

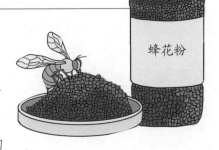

本草治方

方一 花粉蜂蜜蛋黄面膜

破壁蜂花粉细末30克,蜂蜜30克,鸡蛋黄1个,苹果汁20毫升。将以上诸味混合,调制成膏,备用。洗脸后,在面部均匀涂抹一层,待自然干后保持20~30分钟,以温水洗去,每日1次。此法适用于干燥性皮肤,可起到滋润、营养、增白、祛斑的效果。

方二 花粉蜂蜜面膜

破壁蜂花粉适量,白色蜂蜜适量。将两者混合,调制成浆状,备用。温水洗脸后,在面部均匀涂抹一层,保持30分钟,洗去,每隔1~2日1次。经常坚持此法,可使皮肤柔嫩、细腻、健康、美丽。

注意事项

忌食用有毒花粉。

玫瑰

别名 徘徊花、刺玫花。

【功能主治】

和血，行血，理气，解郁，止痛。主治风痹、噤口痢、乳痈、肿毒初起、月经不调、肝胃气痛等症。

释义 本品为蔷薇科植物玫瑰的干燥花蕾，有紫色和白色两种。每年4—5月花蕾将开时采集，用文火迅速烘干，烘时将花摊成薄层，花冠向下，使其最先干燥，然后翻转烘干其余部分。如晒干，颜色和香气均较差。一般用作蜜饯、糕点等食品的配料。花瓣、根均作药用，入药多用紫玫瑰。

本草治方

方一 玫瑰蜂蜜茶

干玫瑰花苞20朵，水250毫升，红茶1包，蜂蜜或糖适量。将锅中放入250毫升水煮开，接着放入干玫瑰花苞，改小火煮2分钟后熄火。再将红茶包放入锅中浸泡40秒，马上取出。将茶汁过滤到杯中，加入适量的蜂蜜拌匀即可。本方有行气活血、化瘀、调和脏腑的功效。常饮本茶可使人面色红润、身体健康。

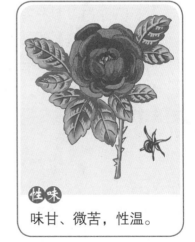

性味

味甘、微苦，性温。

方二 玫瑰花茶

干玫瑰花蕾5~7朵，配上嫩尖的绿茶一小撮，加去核的红枣3颗，每日开水冲茶喝，可以去心火、保持精力充沛、增加人体活力，长期饮用能让人容颜白里透红，保持青春美丽。

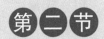

痛经与本草治方

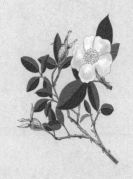

【病名细解】痛经即女子在经期或经行前后出现下腹疼痛、腰酸或者腰骶部酸痛、下腹坠胀，甚则可出现剧烈疼痛，并可伴有恶心、呕吐、腹泻、头晕、冷汗淋漓、手足厥冷，影响日常工作、学习和健康。

【易患人群】以青年妇女多见，肝肾功能不好的女性；生育后及中年妇女；精神紧张的中年女性。

【疾病诊断】通过双合诊及三合诊，可发现一些导致痛经的病因，如子宫畸形、子宫肌瘤、卵巢肿瘤、盆腔炎等。肛诊可知子宫骶骨韧带结节状是否增厚，对早期诊断子宫内膜异位症尤为重要。反复盆腔炎症发作史、月经周期不规则、月经过多、放置宫腔节育器、不育等病史有助于继发性痛经的诊断。

鸡血藤

别名 血凤藤、大血藤、血龙藤、猪血藤、过岗龙。

【功能主治】

养血，调经，活血，舒筋。

主治妇女月经不调、痛经、闭经、手足麻木、肢体瘫痪、风湿痹痛。

释义 本品为豆科植物密花豆的干燥藤茎。椭圆形、长矩圆形或不规则的斜切片，厚0.3～1厘米。栓皮灰棕色，有的可见灰白色斑，栓皮脱落处现红棕色。切面木部红棕色或棕色，导管孔多数；韧皮部有树脂状分泌物呈红棕色至黑棕色，与木部相间排列呈3～8个偏心性半圆形环；骨部偏向一侧。质地坚硬。秋、冬两季采收，除去枝叶，切片，晒干。

本草治方

方一　鸡血藤饮

鸡血藤30克，茄子根15克。将以上两味药材用水煎服，每日2次。主治痛经。

方二　鸡血藤益母草煎

鸡血藤15克，当归藤15克，益母草10克。水煎服。主治月经不调、痛经、闭经。

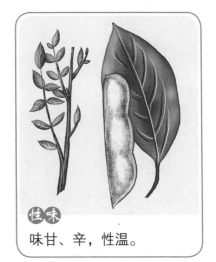

性味
味甘、辛，性温。

注意事项

阴虚火亢者慎用。

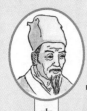

荔枝核

 别名 丹荔、荔支、丽枝。

 功能主治 行气散结,祛寒止痛。主治寒疝腹痛、睾丸肿痛等。

释义 荔枝核为荔枝的种子,呈卵圆形或长圆形,略扁,长1.5~2.2厘米,直径1~1.5厘米。表面紫棕色或棕红色,平滑,有光泽,略有凹陷及细波纹。一端有类圆形黄棕色的种脐,直径约7毫米。夏季采摘成熟果实,除去果皮及肉质假种皮,洗净,晒干。

本草治方

性味 味甘、微苦,性温。

荔枝核香附酒

荔枝核、香附、黄酒各30克。将荔枝核、香附研成细末,混合装入瓷瓶密封保存,每到痛经发生之前1天开始服用,每次服6克,以黄酒适量调服,每日3次。本方有行气通经的功效。可用于治疗气滞为主的实症痛经。

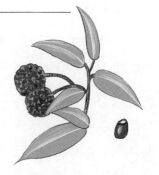

注意事项

无寒湿滞气者勿服。

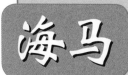

海马

别名 水马。

【功能主治】

补肾壮阳，活血散瘀。

主治难产及血气痛、肾虚阳痿、精少、宫寒不孕、腰膝酸软、尿频、肾气虚、喘息短气、跌打损伤、血瘀作痛。

释义 海马产于南海，形如马，长16.7~20厘米，属于虾类，背弓起，有竹节纹，雌者为黄色，雄者为青色。

本草治方

海马红糖饮

海马、肉桂各3克，红糖适量。将海马、肉桂共研细末，红糖用开水溶化。每次取药粉3克，每日2次，用红糖水冲服。3~5日为1个疗程。本方有温经补阳、散寒止痛的功效。主治虚寒性痛经。

注意事项

阴虚有热者不宜服用。

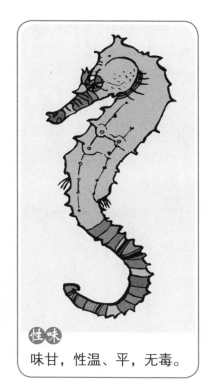

性味 味甘，性温、平，无毒。

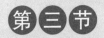

月经不调与本草治方

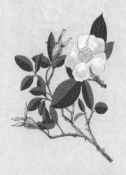

【病名细解】月经不调即经期不准。中医学认为导致月经不调的原因是多方面的，但主要原因是正气不足、气血失调所致。在治疗上重在调经以治本，如患某些疾病而导致月经不调，应当先治疗导致月经不调的疾病，病去则经自调。

【易患人群】易怒的女性；体内有瘀血的女性；脾虚、气虚的女性；体内有湿热的女性；气阴两虚的女性。

【疾病诊断】月经周期提前，有的提前8~9天，甚至一个月中行经2次；经周期缩短，短于21天，而且连续出现2个周期以上；行经不按周期或先或后；经期延迟月经错后7天以上，甚至40~50天一行；经期超过7天以上，甚至2周方净。

半夏

别名 守田、水玉、地文、和姑。

【功能主治】

燥湿化痰，降逆止呕，消痞散结。主治痰多咳喘、痰饮眩悸、呕吐反胃，胸脘痞闷、梅核气症。

释 义 2月生苗，长一茎，茎顶端有3片叶子，浅绿色。很像竹叶，而长在江南的像芍药叶，根下相同，上大下小，皮黄肉白。5月、8月采根，以灰裹两日，汤洗晒干。

本草治方

半夏桃仁汤

半夏、芍药、生姜各12克，桃仁50枚，泽兰、甘草、芎䓖、人参各6克，牛膝、桂心、牡丹皮、当归各9克，地黄24克，蒲黄7克。将以上诸药分别切碎，用4000毫升水煎煮，去渣，取汁1300毫升，分6次服用。此方为活血调经方，主治产后及堕胎

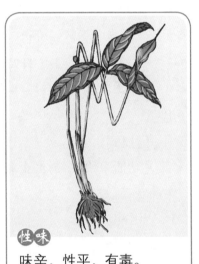

性味

味辛，性平，有毒。

后月经不调，症见经期或前或后，或闭经，或淋漓不断，断后复来，状如泻水，并见四肢乏力、呼吸短少、不欲饮食、腹中坚痛、不可走动、身体沉重、嗜睡、喜吃酸味食物等。

注意事项

孕妇忌之，一切血证及阴虚燥咳、津伤口渴者忌服。

第三章 祛痛养颜，女性与本草治方

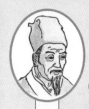

西瓜

别名 夏瓜、寒瓜。

功能主治 消烦止渴,宽中下气,口舌生疮,清热解毒,祛风除湿,止咳利尿,泻实热,破积滞,行瘀血。

南北皆有种植,南方产的瓜不如北方产的瓜甜。2月下种,7—8月成熟,瓜皮颜色是青绿色的,又大又圆,皮上有的有纹路,瓜瓤有黄有红,西瓜子有黄红黑白。其味有甘、淡酸之别,酸者为下品。瓜瓤中生有瓜子,裂子取仁,生熟食俱佳,皮可蜜煎,酱藏。

性味 味甘,性寒,无毒。

瓜瓤

【性味】 味甘,性寒,无毒。

【功能主治】 消烦止渴,解暑热,疗咽喉肿痛,宽中下气,利尿,止血痢,解酒毒。含瓜汁,可治口疮。

瓜皮

【性味】 味甘,性凉,无毒。

【功能主治】 主治口、舌、唇内生疮,烧研噙含。

瓜秧

【性味】 味甘,性寒,无毒。

【功能主治】 清热解毒,祛风除湿,止咳,利尿。主治急性关节炎、感冒咳嗽、肠炎、痢疾及外用治烧烫伤、疮毒等。

西瓜秧红糖煎

西瓜秧30克,红糖30克。用水煎服,每日2次。可用于治疗月经不调。

注意事项

素体脾胃虚寒或兼见便溏腹泻的人不宜。

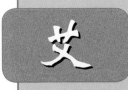

艾

【功能主治】

止血、温经、安胎，逐寒湿，理气血。主治月经不调、崩漏、带下、心腹冷痛、泄泻转筋、久痢、吐衄、下血、胎动不安、痈疡、疥癣。

释义 艾生长在田野间，到处都有，但以覆盖在道上及向阳的最好。初春遍地生苗，茎似蒿，叶背呈白色，以苗短为良。3~5月采叶晒干，陈久方可用。

本草治方

方一 艾叶阿胶汤

艾叶15克，阿胶15克，母鸡（去头爪）半只。将母鸡去内杂、洗净，加水煮熟。取鸡汤一碗另煎煮艾叶，5分钟后下阿胶，待阿胶溶化后立即饮服，每日1次。本方有补血止血、滋阴安神的功效。可用于治疗月经淋漓不断、下腹痛、崩漏。

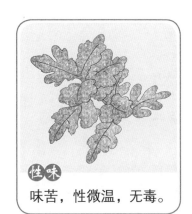

性味

味苦，性微温，无毒。

方二 艾叶炖母鸡

艾叶25克，老母鸡1只，白酒125克。先将鸡开膛去内杂，切块，锅内加水一大碗，下鸡、艾叶和酒共炖，烧开后改用文火煨熟。食肉饮汤，每日食用2次。本方有补中益气、温经散寒、止痛止血的功效。可用于治疗月经来时点滴不断、日久身体虚弱。

注意事项

阴虚血热者慎用。

第三章 祛痛养颜，女性与本草治方

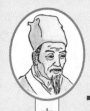

地骨皮

别名 山枸杞根、地辅、地节、杞根、地骨。

功能主治 清热凉血,清肺降火。用于治疗虚劳潮热盗汗、肺热咳嗽、咯血、衄血、血淋、消渴、高血压、痈肿、恶疮。

释义 为茄科植物枸杞的根皮。干燥根皮呈槽状卷片或短小的筒状,大小不一,一般长3~10厘米,宽0.6~1.5厘米,厚约3毫米。内表面黄白色,较平坦,有细纵纹。外表面棕黄色或灰黄色,粗糙,有错杂的纵裂纹,易剥落。质轻脆,易折断,断面不平坦。春初或秋后采挖,洗净泥土,剥下根皮,晒干。以块大、肉厚、无木心与杂质者为上等。

本草治方

性味 味甘、淡,性寒。

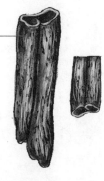

方一 地骨皮柴胡汤

地骨皮10克,柴胡6克,白芍12克,女贞子12克,旱莲草10克,麦冬10克,白茅根12克,香附10克,地榆10克。将以上诸药用水煎服,每日1剂,分2次服用,早饭前及晚饭后1小时各温服1次。实热者,可酌加丹皮、青蒿、黄柏;虚热者,宜以生地、地骨皮为主,配滋阴壮水及阿胶等养血柔阴之品自可收功。本方有清热养阴、调气理血的功效。主治月经先期、经血量多或非经时少量出血。

方二 地骨皮荠菜汤

地骨皮12克,生地炭24克,炒白芍12克,旱莲草12克,女贞子12克,槐米炭30克,仙鹤草30克,鹿衔草30克,荠菜30克。将以上诸药用水煎服,每日1剂。于中期出血前2~3天开始服用,连用5~7剂。本方有养阴凉血、止血的功效。主治月经不调(中期出血)。

第四节

闭经与本草治方

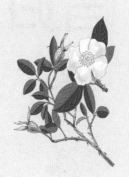

【病名细解】从未有过月经或月经周期已建立后又停止的现象。引起闭经的原因很多，如劳累体虚、精神紧张、环境改变或其他疾病等。

【易患人群】先天不足，体弱多病者；多产房劳，肾气不足者；大病、久病、产后失血，或脾虚生化不足，冲任血少者；情态失调，精神过度紧张，或受刺激，气血郁滞不行者；肥胖之人，多痰多湿，痰湿阻滞冲任者等。

【疾病诊断】月经初潮较迟，经量少，色淡红，渐至经闭，眩晕耳鸣，腰膝酸软，口干，手足心热，或潮热汗出，舌淡红少苔，脉弦细或细涩，多为肾虚精亏型闭经；月经后期，经量少色淡，渐至经闭，头晕乏力，面色不华，健忘失眠，气短懒言，毛发、肌肤缺少光泽，舌淡，脉虚弱无力，多为气血虚弱型闭经；经期先后不定，渐至或突然经闭，胸胁、乳房、小腹胀痛，心烦易怒，舌暗有瘀点，脉弦涩，多为气滞血瘀型闭经；月经后期，渐至经闭，形体肥胖，脘闷，倦怠，食少，呕恶，带下量多色白，舌苔白腻，脉弦滑，多为痰湿凝滞型闭经。

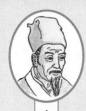

当归

别名 乾归、秦归、云归等。

功能主治 调经止痛,补血活血,润肠通便。主治月经不调、经闭痛经、血虚萎黄、眩晕心悸、虚寒腹痛、跌扑损伤、痈疽疮疡、肠燥便秘等。

释义 长在川蜀、陕西等地,以川蜀出产的当归最佳。3~4月生苗,绿叶有三瓣。7~8月开花,花似莳萝,浅紫色,根呈黑黄色,以肉厚而不枯者最佳。2~8月采后阴干。

本草治方

性味 味甘,性温,无毒。

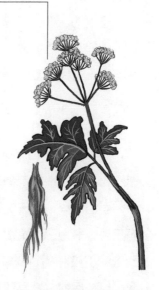

方一 当归桃仁汤

当归、土瓜根、大黄、水蛭、虻虫、芒硝各6克,桃仁15克,牛膝、麻子仁、桂心各9克。将以上诸药切碎,除芒硝外,用水1800毫升煎煮,去渣,取汁700毫升,入芒硝烊化,分3次服用。此方为活血通经方,主治女子月经不通。

方二 当归干漆汤

当归、桂心、芒硝、黄芩各6克,干漆、葳蕤、芍药、细辛、甘草、附子各3克,大黄9克,吴茱萸15克。将以上诸药切碎,用水2000毫升浸泡一夜,次日清晨煎煮,去渣,取汁600毫升,入芒硝烊化,分3次服用,两服间隔0.5~1小时。此方为活血通经方,主治女性月经不通,小腹坚痛得不能接近等症。

注意事项

热盛出血患者禁服,湿盛中满及大便溏泄者慎服。

虻虫

別名 牛虻、牛蝇子、蜚虻、牛蚊子、绿头猛钻。

【功能主治】

逐瘀消症，破血通经。

主治血瘀经闭，产后恶露不尽、跌打伤痛、痛肿、喉痹、干血痨、少腹蓄血、癥瘕积块。

释义

虻虫是一类中大型吸血昆虫，一般为灰色或黄色，体表光滑，分头、胸、腹三部分，头大多呈半球形、透明，有的带黑色斑点，虻虫分布广泛，遍及全国各地，以内蒙古地区居多，主要刺吸家畜和野生动物的血液，有的也叮人，可传播人畜多种疾病，长期以来，人们只将其视为畜害，而忽略了其显著的药用价值。

本草治方

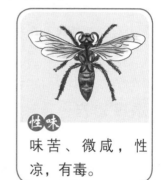

性味 味苦、微咸，性凉，有毒。

方一 黄芩虻虫汤

黄芩、牡丹、桃仁、瞿麦、芎劳各6克，芍药、枳实、射干、海藻、大黄各9克，虻虫70枚，水蛭50枚，蛴螬10枚。将以上诸药分别切碎，用水2000毫升煎煮，去渣，取汁600毫升，分3次服用。服两剂后，可配合灸乳头下一寸乳晕处50壮。此方为活血通经方，主治女子闭经、面色萎黄、气力衰少、不思饮食等。

方二 硝石虻虫汤

硝石、虻虫、附子各9克，大黄、细辛、干姜、黄芩各3克，芍药、土瓜根、丹参、代赭、蛴螬各6克，大枣10枚，桃仁30克，牛膝48克，朴硝12克。将以上诸药切碎，用酒1000毫升、水1800毫升浸泡一夜，次日清晨煎煮，去渣，取汁800毫升，入朴硝、硝石烊化，分4次服用，两服间隔0.5～1小时。此方为活血消瘴方，散瘀血，主治月经不通。

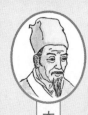

苏木

别名 苏枋木、苏方木、红苏木、赤木。

功能主治 消肿止痛，行血祛瘀。主治经闭痛经、胸腹刺痛、外伤肿痛、产后瘀阻。

释义 落叶乔木。树干有刺、幼枝细，有铁锈色短绒毛，叶为二回偶数羽状复叶，小叶10～20对，平滑无毛。花黄色，假蝶形花冠，花瓣排列方式为上升式覆瓦状。荚果坚厚，偏斜扁平，先端有尖啄。以木质坚实、色红黄者为佳。四季皆收，但以秋天为好。伐取树干或粗枝，锯成60厘米长，削去外皮和边材（白木），取中间紫红或红黄色心材，放通风处阴干即可。

本草治方

性味 味甘、咸，性平。

木耳苏木饮

苏木50克，木耳50克。用水、酒各1碗，煮成1碗服。可用于治疗妇女月经忽然停止，过1～2月有腰胀、腹胀现象者。

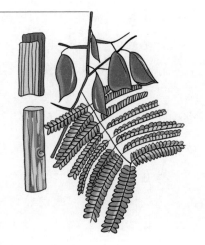

注意事项

月经过多者及孕妇慎用。

乌贼

别名 墨鱼、墨斗鱼。

【功能主治】

补脾，益肾，滋阴，调经，止带，养血，通经，催乳。主治妇女经血不调、水肿、湿痹、痔疮、脚气等症。

释义 乌贼生活在温暖海洋中，游泳快速，主要以甲壳类为食，也捕食鱼类及其他软体动物等。乌贼不但鲜脆爽口，还具有较高的营养价值，且富有药用价值。

本草治方

乌贼汤

乌贼200克，桃仁10克，油、盐适量。乌贼洗净切片，加水与桃仁共煮，以油、盐调味。食鱼饮汤。本方有滋阴养血、活血祛瘀的功效。可用于治疗血滞经闭。

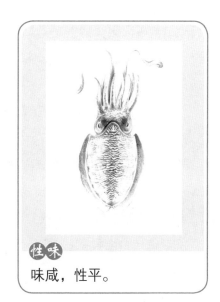

性味 味咸，性平。

注意事项

忌与茄子同食，同食容易引起霍乱。患有湿疹、荨麻疹、痛风、肾脏病、糖尿病、易过敏者等忌食；患高脂血症、高胆固醇血症、动脉硬化等心血管病及肝病患者慎食。

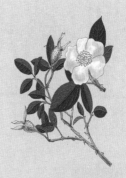

第五节

产后缺乳与本草治方

【病名细解】产后缺乳指产后乳汁甚少或乳汁全无，又称产后乳汁不行。缺乳多因素体脾胃虚弱、产时失血耗气而产生气血津液生化不足，致使乳汁生成无源，或素体抑郁、产时不顺、产后肝失条达、气机不畅、经脉滞涩，阻碍乳汁运行等。

【易患人群】精神上过度忧虑、惊恐、烦恼、悲伤者；乳腺发育较差，产后出血过多或情绪欠佳者；感染、腹泻、便溏者。

【疾病诊断】中医认为本病有虚实之分。虚者多为气血虚弱，乳汁化源不足所致，一般以乳房柔软而无胀痛为辨证要点。实者则因肝气郁结，或气滞血凝，致乳汁不行，一般以乳房胀硬或痛，或伴身热为辨证要点。临床需结合全身症状观察，以辨虚实，不可单以乳房有无胀痛一症来定。

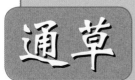

通草

别名 方草、通花、大通草等。

【功能主治】

通气下乳，清热利尿。

主治乳汁不下、淋病涩痛、湿温尿赤、水肿尿少。

释义 本品为五加科植物通脱木的干燥茎髓。呈圆柱形，长20～40厘米，直径1～2.5厘米。表面白色或淡黄色，有浅纵沟纹。体轻，质松软，稍有弹性，易折断，断面平坦，显银白色光泽，中部有直径0.3～1.5厘米的空心或半透明的薄膜，纵剖面呈梯状排列，实心者少见。秋季割取茎，截成段，趁鲜取出髓部，理直，晒干。

本草治方

方一　通草麦门冬散

通草、麦门冬、石钟乳、理石各等份。将以上诸药切捣并过筛为散药，每次饭前用酒服下1克，每日3次。此方为温阳通乳方，主治女性产后缺乳。

方二　通草甘草散

通草3.75克，甘草3克，石钟乳3.75克，云母7.5克。将以上诸药分别切碎，捣研过筛为散，每顿饭后用温漏芦汤送服1克，每日3次。此方为温阳通乳方，主治女子产后缺乳。乳下则应停服。

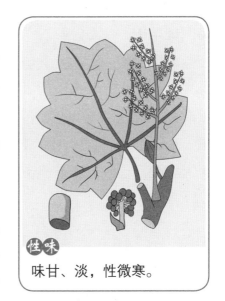

性味 味甘、淡，性微寒。

注意事项

孕妇慎用。

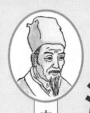

漏芦

别名 和尚头、鬼油麻、荚蒿、野兰。

功能主治 下乳,消痈,舒筋通脉,清热解毒。主治乳汁不通、乳痈肿痛、痈疽发背、湿痹拘挛、瘰疬疮毒。

释义 本药呈扁片块状或圆锥形,多扭曲,长短不一,直径1~2.5厘米。表面呈灰褐色、暗棕色或黑褐色,粗糙,具纵沟及菱形的网状裂隙。外层易剥落,根头部膨大,有残茎及鳞片状叶基,顶端有灰白色绒毛。体轻,质脆,易折断,断面不整齐,呈灰黄色,有裂隙,中心呈星状裂隙,灰黑色或棕黑色。

本草治方

性味 味苦,性寒。入胃经。

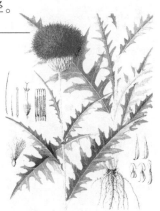

漏芦通草汤

漏芦、通草各6克,石钟乳3克,黍米18克。将以上诸药分别切碎,先取黍米用水浸泡一夜,捣搓取汁600毫升,入其他药煎煮三沸,去渣,作汤饮用,每日3次。此方为清热通乳方,主治女子产后缺乳。

注意事项

气虚、疮疡平塌者及孕妇忌服。

莴苣

别名 莴菜。

【功能主治】

利五脏，通经活络，开利胸膈，利气，壮筋骨，去除口臭，使牙齿变白，使眼睛明亮，又有催乳的作用，利小便排泄，解虫毒和蛇咬之毒。

释义 1~2月下种，宜肥地栽种，它的叶像白苣呈尖形，颜色比白苣稍青，折断后有白汁流出黏手。4月抽薹，薹有1米多高，削去莴苣的皮生吃。也可以腌制食用。

莴苣子

功能主治 催乳利尿，治阴部肿胀、痔漏出血和扭伤。

本草治方

方一　莴苣泥

莴苣3枚研作泥，用酒调开，口服，主治妇人乳汁不通。

方二　鲜拌莴苣

鲜莴苣250克，食盐、味精、黄酒适量。将鲜莴苣洗净、去皮、切丝，以食盐、黄酒、味精调拌，分顿佐餐食用。每日1剂。主治产后乳汁稀少、小便频繁。

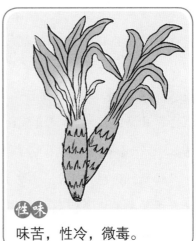

性味 味苦，性冷，微毒。

注意事项

患寒病的人不宜食用。

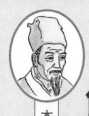

鲫鱼 别名 鲋鱼。

功能主治 温中下气,和胃补虚,消肿去毒,利水通乳。主治浮肿胃弱、乳闭、呕吐等症。

释义 外形像小鲤鱼, 颜色较黑, 体形粗短、胖, 肚腹稍大而脊隆起。重可达1.5~2千克。喜欢藏在柔软的淤泥中, 不食杂物, 能补胃。3~4月的鲫鱼肉厚且鱼子多, 味道鲜美。鲫鱼是鱼中上品, 产于池塘水泽地域。

本草治方

性味 味甘,性温,无毒。

方一 鲫鱼归芪汤

鲫鱼1尾(250克), 当归10克, 黄芪15克。将鲫鱼洗净, 去内脏和鱼鳞, 与当归、黄芪同煮至熟即可。饮汤食鱼, 每日服1剂。主治产后气血不足、食欲不振、乳汁量少。

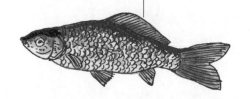

方二 千金鲫鱼汤

鲫鱼250克, 猪脂(切块)100克, 漏芦30克, 钟乳石15克。用水和米酒各半共煮至烂熟, 去渣取汁, 时时饮服, 令药力相接。本方有补气生血、催乳的功效。主治产后气血不足、乳汁减少。

注意事项

鲫鱼补虚,但感冒发热期间不宜多吃。

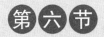

第六节

产后恶露不尽与本草治方

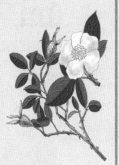

【病名细解】胎儿出生后，胞宫内遗留的余血和浊液被称为"恶露"。正常情况下，产后20天内恶露即可排净。如果超过时间仍然淋漓不绝者，即为"恶露不尽"。

【易患人群】血瘀者，气虚者，血热者。

【疾病诊断】新产之后，胞脉正虚，恶露淋漓不畅，日久不止，多为血瘀所致；体质虚弱，正气不足，或因产后过早操劳，劳倦伤脾，气虚下陷，多为气虚所致；产妇阴血素虚，又因产时失血，阴液更亏，阴虚则血热，或产后过服温药者，多血热。

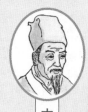

益母草

别名 茺蔚、益明、贞蔚、野天麻。

功能主治 聪耳明目、轻身,使人肌肤润泽,精力旺盛,不易衰老,益精,除水肿。主治血逆高烧、头痛心烦、产后血胀。春内仁生食,可补中益气,通血脉,增精髓,止咳润肺。

释义 喜生长在近水处。春天发芽,长得如嫩蒿一样。进入夏季后高超过1米,茎呈方形如黄麻茎,它的叶似艾叶,但背面是青色的。一梗有三叶,叶有尖细的分叉。一节长约3厘米,节节生穗,丛簇抱茎。4~5月间穗内开小花,呈红紫色,也有淡白色的。每片萼内有细子4粒,大小如同蒿子,有三个棱,褐色。

本草治方

性味 味辛、甘,性微温,无毒。

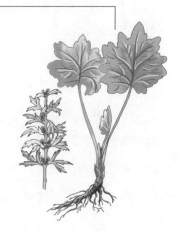

方一 益母草党参汤

益母草、银花炭各15克,黄芩(炒)、丹皮(炒)、茜草、蒲黄(炒)、焦楂曲各10克,党参12克,贯众炭30克,大黄炭6克。将以上诸药用水煎服,每日1剂,分2~3次服用。5剂为1个疗程,最多服用2个疗程。主治产后恶露不尽。

方二 益母草蒲黄丸

益母草、蒲黄、当归、五灵脂各等份。将以上诸药研为细末,用蜂蜜制成9克重的蜜丸。每次服用1丸,病情重者可服用2丸,一日3次,温开水送服。主治产后恶露不尽、小腹疼痛。

本草纲目家庭养生说明书

红糖

别名 赤砂糖、紫砂糖、砂糖。

【功能主治】

益气补血，健脾暖胃，缓中止痛，活血化瘀，延缓衰老。主治脾胃虚弱、腹痛呕哕、月经不调、妇女产后恶露不尽。

释义 红糖为禾本科草本植物甘蔗的茎经压榨取汁炼制而成的赤色结晶体。红糖按结晶颗粒不同分为赤砂糖、红糖粉、碗糖等，因没有经过精炼，它几乎保留了蔗汁中的全部营养成分。红糖含有丰富的糖分、矿物质及甘醇酸。

本草治方

方一　红糖鸡蛋

红糖30克，脱力草30克，鸡蛋10个。将脱力草（若无，可用党参30克，黄芪60克代替）先熬水，去渣，滤液与红糖、鸡蛋同煮，以蛋熟为度，每天吃蛋2~3个，吃完可再制。主治产后气虚导致的恶露不尽。

方二　红糖茶叶饮

红糖3克，茶叶少许。用热黄酒冲服。主治产后恶露不尽、腹痛。

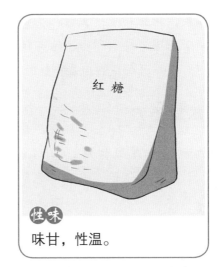

红糖

性味

味甘，性温。

注意事项

糖尿病患者不宜食用。高脂血症、肥胖症患者亦须控制糖的摄入量。有痰湿者不宜食用，多食助热、损齿。

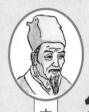

红花

别名 刺红花、草红花、红蓝花。

功能主治 活血通经,去瘀止痛。主治恶露不行、产后血晕、瘀滞腹痛、胸痹心痛、痛经、闭经、症瘕痞块、跌打瘀肿、关节疼痛、中风瘫痪等。

◇释◇义◇ 一年生草本植物,高40～90厘米,全体光滑无毛。茎直立,基部木质化,上部多分枝。叶互生,质硬,近于无柄而抱茎;卵形或卵状披针形,基部渐狭,先端尖锐,边缘具刺齿;上部叶逐渐变小,成苞片状,围绕头状花序。花序大,顶生,总苞片多列,外面1～3列呈叶状,披针形,边缘有针刺;内列呈卵形,边缘无刺而呈白色膜质;花托扁平;管状花多数,通常两性,橘红色。果期为8—9月。瘦果椭圆形或倒卵形,基部稍歪斜,白色,红花的花可入药。孕妇慎用。5—6月当花瓣由黄变红时采摘,晒干、阴干或烘干。

本草治方

性味 性温,味辛。

方一 红花桃仁散

红花、桃仁、血竭、归尾各等份。将以上诸药研末,混合。每次服用3克,淡酒送下,可用于治疗产后恶露不尽。

方二 红花卷荷散

红花60克,初出卷荷60克,蒲黄15克,牡丹皮15克。将以上诸药研为细末,每次服用9克,用温酒调服。主治产后血上冲心、血刺血晕、腹痛恶露不绝。

方三 红花山楂饮

红花10克,益母草15克,山楂10克,红糖适量。将以上诸药用水煎服。主治产后恶露不尽、腹痛等。

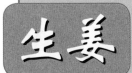

生姜

【功能主治】

发表，散寒，止呕，开痰。

主治风寒感冒、恶寒发热、头痛鼻塞、痰饮喘咳、呕吐、胀满、泄泻。

释义 种在低湿沙地，4月取母姜栽种，到5月就长出苗，叶呈竹叶宽，对生，叶味辣香，秋后经霜，姜就老了。

本草治方

方一 泽兰生姜汤

泽兰、当归、生地黄各6克，甘草4.5克，生姜9克，芍药3克，大枣10枚。将以上诸药切碎，用水1800毫升煎煮，去渣，取汁600毫升，分3次服用，每日3次。此方为活血祛瘀方，主治产后恶露不尽、腹痛、小腹急痛、疼痛牵引至背、少气乏力等。

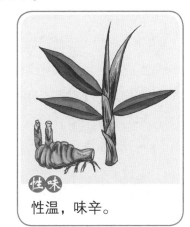

性味

性温，味辛。

方二 柴胡生姜汤

柴胡24克，桃仁50枚，当归、黄芪、芍药各9克，生姜24克，吴茱萸30克。将以上诸药切碎，用水2600毫升煎煮，去渣，取汁600毫升，每次饭前服用200毫升，每日3次。此方为活血祛瘀方，主治产后寒热往来、恶露不尽等。

注意事项

阴虚火旺、目赤内热者或患有痈肿疮疖、肺炎、肺结核、肺脓肿、胃溃疡、糖尿病、痔疮、胆囊炎、肾盂肾炎者不宜长期食用生姜。

第七节

产后腹痛与本草治方

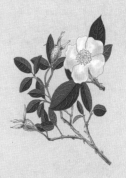

【病名细解】包括腹痛和小腹痛，以小腹疼痛最为常见。大多由于血瘀、气血虚或感受风寒所致。

【易患人群】孕妇长期受冷或腹部触冒风寒者；产妇过悲、过忧、过怒者；产后站立、蹲下、坐、卧时间过长者。

【疾病诊断】心悸、气短、舌质淡，脉虚细或弦濇；舌质多紫黯多属气虚；恶露不畅或不下，胸腹胀满，脉多弦濇有力，有偏寒、偏热的属于产后瘀血凝滞。

芍药

【功能主治】

清热凉血。主治热入营血、血热妄行、痈肿疮毒、祛瘀止痛、经闭痛经、损伤瘀血、清肝泻火、治肝热目赤、肝郁胁痛。

释义 4~5月长叶，茎细而丛生，其叶很香，7~8月开碎白花，极瘦而坚硬，为黄黑色。秋季采挖，除去芦头、须根，刮去粗皮，晒干。切片，生用或炒用。

本草治方

方一　芍药干地黄汤

芍药、干地黄各9克，当归、蒲黄各6克，生姜15克，桂心18克，甘草3克，大枣20枚。将以上诸药切碎，用水2000毫升煎煮，去渣，取汁500毫升，分3次服用，每日3次。此方为和血止痛方，主治产后两胁胀满、疼痛。

方二　芍药汤

芍药18克，桂心、生姜各9克，甘草6克，胶饴24克，大枣12枚。将以上诸药切碎，除胶饴外，用水1400毫升煎煮，去渣，取汁800毫升，入胶饴进行烊化，分3次服用，每日3次。此方为和血止痛方，主治女人产后小腹疼痛难忍。

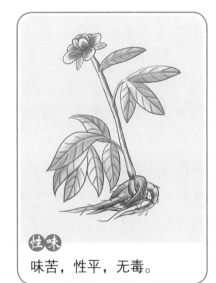

性味

味苦，性平，无毒。

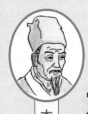

桂心 别名 桂辛。

功能主治 活血化瘀，温经燥湿，通经化结。主治伤寒阴痉、手足厥冷、筋脉拘急、汗出不止、月经不通。

释义 桂，香木类，其嫩枝皮肉多而半卷，中心皱起，去外面粗皮名肉桂，去内外皮者名桂心，顶上细枝名桂枝，结子名桂丁，年老生草名桂耳。

本草治方

性味 味苦、辛，无毒。

方一　羊肉桂心汤

肥羊肉96克，桂心、甘草、独活、人参各6克，麦门冬8.4克，茯苓、黄芪、干姜各9克，生地黄15克，大枣12枚。将以上诸药切碎，取羊肉用水4000毫升煎煮，煎至汤汁减半，取出羊肉，入其他药继续煎，去渣，取汁700毫升，分4次服用，白天3次，夜间1次。此方为温阳益气方，主治女性产后或堕胎后体质大虚所致气逆腹痛且微中风邪之症。

方二　桂心酒

将9克桂心切碎，用酒600毫升煎煮，去渣，取汁400毫升，分3次服用，每日3次。此方为温阳止痛方，主治女子产后疼痛及心腹疼痛。

本草纲目家庭养生说明书

吴茱萸

别名 吴萸、伏辣子、吴椒、茶辣、臭泡子。

【功能主治】

温中下气，止痛除湿，去痰止咳，疏经活络，起阳健脾，开胃消食。主治消化不良、心腹疼痛、通气顺便、产后瘀血。

释义 树高3米多，树枝粗壮，皮青绿色。叶子长得长且有皱。3月开紫红色细花，7~8月结实似椒子，很多果子聚成一簇，嫩时呈微黄色，熟时呈深紫色，果实与花椒不同，没有核。

本草治方

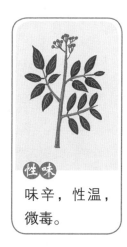

性味 味辛，性温，微毒。

方一 吴茱萸汤

吴茱萸6克，防风、桔梗、干姜、甘草、细辛、当归各1.5克，干地黄2.25克。将以上诸药切碎，用水800毫升煎煮，取汁300毫升，分2次服用。此方为温阳止痛方，主治女性因寒冷所致胸中满痛，心腹刺痛，呕吐食少，肿或寒，下痢、气息微弱欲绝产后更加严重之症。

方二 吴茱萸粥

吴茱萸2克，粳米50克，生姜2片，葱白2茎。将吴茱萸研为细末；用粳米先煮粥，待米熟后下吴茱萸末、生姜、葱白同煮为粥。每日早晚服用。3~5天为1个疗程。本品补脾暖胃、温中散寒、止痛止吐。主治虚寒性痛经、脘腹冷痛、呕逆吞酸。此粥食用量不宜过大，宜从小剂量开始。

注意事项

一切热症、实证或阴虚火旺的患者忌服。

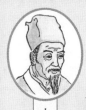
鱼腥草

别名 黄毛草、金丝茅、肥马草、金发草、笔子草等。

功能主治 清热解毒，散瘀消肿。主治痰热喘咳、喉蛾、肺痈吐脓、热痢、痈肿疮毒及热淋。

释义 多年生簇生草本植物，高10～30厘米。杆直立或基部稍倾斜，纤细，节上被白色柔毛，少分枝。叶稍秃净，鞘口或边缘被细长纤毛；叶舌短，纤毛状；叶片线形，两面和边缘多被毛。夏秋间抽穗，总状花序单生于主杆和分枝的顶端，柔软而弯曲，呈乳黄色；第一颖的先端截头状或浑圆，被睫毛；第二颖较第一颖长，先端被睫毛，2齿裂，有芒，长2～2.4厘米，细弱而弯曲，金黄色，形似猫毛。全年可采集全草，洗净晒干备用或鲜用。

性味 味辛，性微寒。

本草治方

鱼腥草酒

鱼腥草一把，用酒煎服，主治产后腹痛。

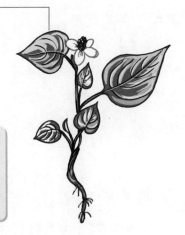

注意事项

虚寒性体质及疔疮肿疡属阴寒，无红肿热痛者不宜服食。

第八节

阴部瘙痒与本草治方

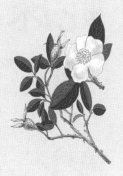

【病名细解】外阴瘙痒症是一种与感觉神经功能失调有关的皮肤病，常发生在阴道内、大阴唇外侧、阴阜、阴蒂、小阴唇、会阴，并可扩散到肛门附近。是局限性瘙痒症的一种。往往奇痒难忍，常以夜间为甚。

【易患人群】月经期常吃刺激性食物者；内裤太紧、内裤摩擦者；营养不均衡者；精神过度忧虑、烦躁者；患有与皮肤有关的全身或局部疾病者。

【疾病诊断】通常情况下，阴部越挠越痒，并且持续出现的时候即可初步判断为此症。

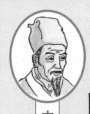

蛇床子

别名 蛇床仁、野茴香、野胡萝卜子、蛇床实。

功能主治 温肾壮阳,祛风止痒,燥湿杀虫。主治女子宫寒不孕、寒湿带下、阴痒肿痛、风湿痹痛、湿疮疥癣及男子阳痿、阴囊湿痒。

释义 本品为伞形科植物蛇床的干燥成熟果实。夏秋两季果实成熟时采收,除去杂质,晒干。

本草治方

性味 味辛、苦,性温,微毒。

方一 蛇床子苦参洗液

蛇床子30克,苦参、蒲公英各18克,狼毒、甘草节各15克,薄荷、朴硝、雄黄各9克,白菜叶120克(切碎)。将以上诸药水煎,去渣熏洗,每日1剂,分2次洗。本方有清热燥湿、托疮止痒的功效。主治外阴瘙痒。

方二 蛇床子败酱草洗液

蛇床子、败酱草、白藓皮、苦参各30克,百部、防风、透骨草、花椒各20克,冰片4克。除冰片外,将其他药用水煎煮,取药液2000毫升,加入冰片搅拌,趁热熏外阴15分钟,待药液稍凉后洗涤患处。每日1剂,早晚各1次。主治女阴瘙痒症。

方三 蛇床子铁冬青洗液

蛇床子、铁冬青、石仙桃各等量。水煎洗患处。主治湿疹、外阴瘙痒。

注意事项

肾阴不足、下焦有湿热、阳强精不固者勿用。

龙胆草

【功能主治】 清热燥湿，泻肝胆火。主治阴肿阴痒、带下、湿热黄疸、湿疹瘙痒、目赤、耳聋、口苦、惊风抽搐、胁痛。

释义 本品为龙胆科植物龙胆、条叶龙胆、三花龙胆或坚龙胆的干燥根及根茎。前3种习称"龙胆"，后1种习称"坚龙胆"。春秋两季采挖，洗净，干燥。

本草治方

龙胆草洗液

龙胆草50克，蛇床子、白藓皮、薄荷各30克，雄黄、生苡仁、苦参各25克，川黄柏、全当归、益母草、蝉衣、茯苓各20克。将以上诸药用纱布包裹煎煮，加水3000毫升，煮沸后先作热熏，待温度适当时坐浴，每日1剂，早晚各洗1次。1周为1个疗程。主治女阴瘙痒症。

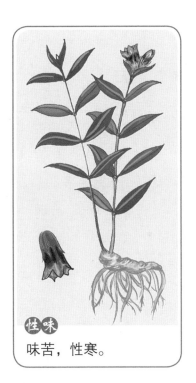

性味 味苦，性寒。

第三章 祛痛养颜，女性与本草治方

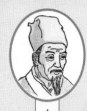
白藓皮

别名 白鲜皮、山牡丹、八股牛、羊鲜草。

功能主治 祛风除湿,清热解毒。主治风湿热痹、慢性湿疹、湿热疮疡、皮肤瘙痒。

释义 为多年生草本植物白藓的根皮。春秋两季采挖,洗净,除去细根及粗皮,纵向剖开,抽去木心,晒干或烘干。

本草治方

性味 味苦,性寒。

白藓当归汤

白藓皮、当归各12克,苦参15克,连翘、蒲公英各20克,蝉蜕6克,贝母、牛膝各10克。将以上诸药水煎,每日1剂,头煎内服,2煎加枯矾6克,熏洗。主治湿热型阴痒。

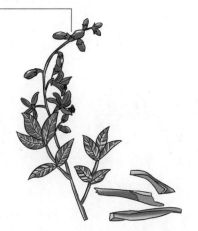

地肤子

别名 扫帚子、扫帚菜子。

【功能主治】

清热利湿，祛风止痒。

主治疝气、风疹、疮毒、疥癣、阴部湿痒、小便不利、淋病、带下。

释义 为藜科植物地肤的果实。呈扁球状五角星形，直径1~3毫米。外被宿存花被，表面灰绿色或浅棕色，周围具膜质小翅5枚，背面中心有微突起的点状果梗痕及放射状脉纹5~10条，剥离花被，可见膜质果皮，半透明；种子扁卵形，长约1毫米，黑色。秋季果实成熟时采收植株，晒干，打下果实。

本草治方

地肤子黄柏洗液

地肤子、黄柏各20克，地丁、白藓皮各30克，白矾10克。将以上诸药水煎，温洗患处，早晚各1次。主治外阴瘙痒。

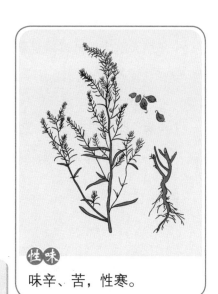

性味 味辛、苦，性寒。

注意事项

入药不宜与螵蛸合用，否则会降低药效。

第九节

宫颈糜烂与本草治方

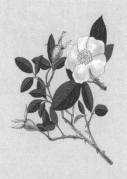

【病名细解】妇科疾病中最常见的一种,由于炎症分泌物的刺激,颈管外口黏膜的鳞状上皮细胞脱落,被增生的柱状上皮覆盖,其表面颜色鲜红,光滑或高低不平,这种改变被称作"宫颈糜烂"。根据糜烂面的大小,一般又可分三度:轻度,指糜烂面小于整个宫颈面的1/3;中度,指糜烂面占整个宫颈面的1/3～2/3;重度,指糜烂面占整个宫颈面积的2/3以上。

【易患人群】不洁性生活者;部分人工流产者;月经持续时间过长者;分娩、流产、产褥期感染者;手术操作损伤者;性生活等机械刺激者。

【疾病诊断】白带增多、黏稠,偶尔也可能出现脓性、血性白带,腰酸、腹痛及下腹部重坠感也常伴随而来,性生活时也可能引起接触性出血。

仙人掌

别名 霸王树、火焰、老虎古、山巴掌。

【功能主治】

清热解毒，消炎镇痛，健胃止痛，镇咳。主治急性痢疾、咳嗽及胃、十二指肠溃疡；外用治流行性腮腺炎、乳腺炎、痈疖肿毒、蛇咬伤、烧烫伤。

释义

多年生肉质植物，有时丛生呈大灌木状，高0.5～2.5米；茎下部近木质化，圆柱形，上部肉质，扁平，具节；节间倒卵形至椭圆形，长15～20厘米，幼时鲜绿色，老时灰绿色，表面有光泽，散生点状小瘤体；瘤体上密被灰黄色长端毛，并生有长1～3厘米的针刺和无数长6毫米、具倒钩的刺。叶很小，呈青色或紫色，生在瘤体的针刺下面，早落。花夏季开放，呈黄色，单生或数朵聚生，直径2～8厘米，有多数雄蕊。浆果肉质，倒卵形或梨形，呈紫红色，果肉可食。全年采茎，洗净去刺切片晒干备用或鲜用。

本草治方

仙人掌猪肉汤

仙人掌肉质茎块连同果实鲜品80克，瘦猪肉70～90克，加烹调佐料入钵，隔水炖服。另以仙人掌鲜品全草每次100克，捣碎，加食盐少许煎液，先熏后洗。10天为1个疗程。经期停用。主治宫颈糜烂。

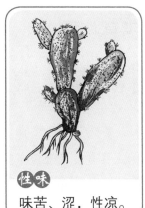

性味
味苦、涩，性凉。

注意事项

刺内含毒汁，人体被刺后，易引起皮肤红肿疼痛、瘙痒等过敏症状。

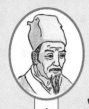

红藤 别名 赤藤。

功能主治 清热解毒,活血止痛,祛风杀虫。主治肠痈腹痛、风湿痹痛、妇女痛经、赤痢、血淋、跌打伤痛等症。

释义 为大血藤科落叶木质藤本植物大血藤的藤茎。呈圆柱形,略弯曲,长短不等,直径0.6~3厘米,外表呈棕色或灰棕色,粗糙,具有浅的纵横纹及明显的横裂纹。秋季采割其藤茎,除去嫩枝叶片,切成段或扎成小捆,晒干;或趁鲜切片晒干。以身干、条匀、色棕红、气香者为佳。

本草治方

性味 味苦,性平。

红藤生地煎

红藤、生地、乌梅、石榴皮各30克,蒲公英、忍冬藤、生地榆各20克。将以上诸药用水煎至200~300毫升,徐徐灌注阴道20~30分钟,每日1~2次,5次为1个疗程。主治宫颈糜烂。

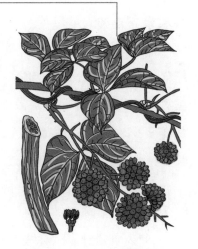

紫草

别名 紫丹、硬紫草、紫根、东紫草。

【功能主治】

活血，凉血，解毒透疹。

主治斑疹紫黑、血热毒盛、麻疹不透、疮疡、湿疹、水火烫伤、热结便秘。

释义 多年生草本植物，高30～90厘米，全株密生硬粗毛。根肥厚粗壮，圆柱形，长7～14厘米，直径1～2厘米，外皮紫红色，表面粗糙。茎直立，有糙伏毛和开展的糙毛。叶互生，叶片披针形或长圆状披针形，先端尖，基部狭，边缘全缘，两面有短糙伏毛。7—8月开花，花小，呈白色，排成镰状聚伞花序，生于茎枝上部，花萼5深裂；花冠裂片宽卵形；雄蕊5枚。9—10月结果，果实卵形，长约4毫米，呈灰白色，表面光滑。根于春秋季挖，晒干备用。

本草治方

紫草香油汁

紫草、香油适量。将紫草放到香油中，浸渍7天。或将香油煮沸，将紫草泡到沸油中，呈玫瑰色即可。每日1次，涂于子宫颈，外用带线棉球塞于阴道内，第二天取出。可用于治疗宫颈糜烂。

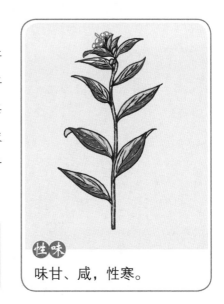

性味

味甘、咸，性寒。

注意事项

胃肠虚弱、大便滑泄者慎服。

第四章

养肾为要：男性与本草治方

家事、工作事、天下事，事事关心。作为家庭的顶梁柱，男人在打拼的同时，承受着巨大的工作和生活压力。因此，在男人坚强、伟岸的形象下，健康的隐患潜伏着，总在预谋着对健康的攻击。

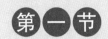

第一节

早泄与本草治方

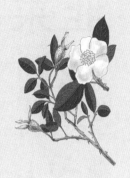

【病名细解】指射精发生在阴茎进入阴道之前，或进入阴道中时间较短，在女性尚未达到性高潮时提早射精的性交不和谐障碍。

【易患人群】从精神因素的角度来看，饮酒之后、房事不节、久别重逢、新婚蜜月、过度兴奋或紧张、过度疲劳、心情郁闷者，夫妻关系不融洽，丈夫对妻子存在潜在敌意、怨恨和恼怒，或对妻子过分的畏惧、崇拜、存在自卑心理等都是诱发早泄的因素。外生殖器先天畸形、包茎、龟头或包皮炎症、尿道炎、阴茎炎、多发性硬化、脊髓肿瘤、脑血管意外、附睾炎、慢性前列腺炎等患者。

【疾病诊断】阴茎勃起未进入阴道即射精；阴茎勃起硬度不足以插入阴道；从插入到射精的时间过短；阴部胀痛、睾丸胀痛；腰膝酸软、时间过快；不能持久或不举等。若多项较为长期存在即可初步判定。

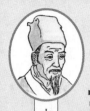

韭菜籽

别名 韭子、韭菜仁。

功能主治 温补肝肾,壮阳固精,暖腰膝。主治遗精、阳痿、遗尿、小便频数、腰膝酸软、冷痛。

释义 本品为百合科植物韭菜的干燥成熟种子,黑色。秋季果实成熟时采收果序,晒干,搓出种子,除去杂质,生用或盐水炙用。

本草治方

性味 味辛、甘,性温。

方一　韭菜籽散

韭菜籽100克,白酒75毫升。将韭菜籽焙干研末。以白酒冲服,每日3次分服。主治无梦遗精。

方二　韭菜籽散

韭菜籽30克,补骨脂30克。捣碎共研为末。每次服用9克,每日3次,以白开水送服。本方有温肾壮阳、固精止遗的功效。可用于治疗命门火衰、精关不固引起的遗精滑泄、神衰无力。

方三　韭菜籽粥

韭菜籽5~10克,粳米60克,盐适量。将韭菜籽研细末。以米煮粥,待粥沸后加入韭菜籽末及食盐,同煮为稀粥,空腹食用。此粥补肾壮阳、固精止遗、暖胃健脾。主治脾肾阳虚所致的遗精、阳痿、早泄、小便频数等。

注意事项

阴虚火旺者忌服。

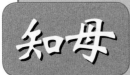

知母

别名 虫氏母、连母、虫是母、货母、地参、水参、苦心。

【功能主治】

清热泻火，滋阴润燥。

本品苦寒质润，能上清肺热而泻火，下润肾燥而滋阴，中泻胃火而除烦渴。

◆释◆义 形状似菖蒲而柔润，叶非常耐活，掘出后还可以随时再生，须干枯后才不会再生。四月开青花如韭花，八月结实，春、秋季均可采收，除去地上部分和须根，洗净晒干。去皮切片，生用或盐炒用。

本草治方

方一　知母黄柏汤

知母、黄柏、芡实、莲须、酸枣仁、柴胡各10克，龙骨30克，牡蛎30克，珍珠母50克。将以上诸药用水煎服。每日1剂。主治早泄，症见舌尖边红、苔薄黄、脉弦或细数，或伴有头晕、耳鸣、心烦者。

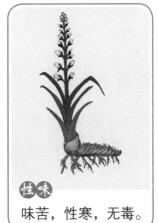

性味 味苦，性寒，无毒。

方二　知母远志汤

知母、远志、石莲子、黄柏、桑螵蛸、丹皮、川楝子、五味子各12克，生地20克，泽泻、茯苓各15克，山萸肉、山药各10克。将以上诸药用水煎服。每日1剂，30天为1个疗程。若心火旺者，加龙胆草12克；肾阳虚甚者，加菟丝子、补骨脂、韭菜子各12克；伴阳痿者，加锁阳15克，阳起石20克，淫羊藿10克。主治早泄。

注意事项

脾胃虚寒、大便溏泻者忌服。

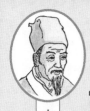

韭菜

别名 长生韭、草钟乳、起阳草、壮阳草、扁菜。

功能主治 补肾益胃，充肺气，散瘀行滞，安五脏，行气血，止汗固涩，干呃逆。主治阳痿、遗精、早泄、多尿、胃中虚热、腹中冷痛等症。

释义 多年生草本植物，高20～35厘米，具有特殊强烈的臭味。根茎横卧，生多数须根，上有1～3个丛生的鳞茎，呈卵状圆柱形。6—7月开花，呈白色。7—9月结果，蒴果倒心状三棱形，呈绿色，种子呈黑色，扁平，略呈半卵圆形，边缘具棱。韭菜、韭根可入药，随采随用，多鲜用，韭子秋季成熟时采，晒干备用。

性味 味甘、辛，性温，无毒。

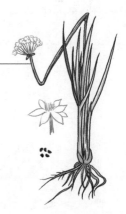

本草治方

方一　胡桃肉炒韭菜

韭菜200克，胡桃肉50克，菜油、精盐适量。将韭菜洗净，切段备用。胡桃肉洗净后用香油炸黄，然后加入韭菜翻炒，加适量精盐，炒熟后停火，当菜食用。主治肾阳虚弱、阳痿早泄、腰膝酸冷、身体虚弱、大便秘结。

方二　蚯蚓韭菜饮

大蚯蚓（最好是韭菜地里的）10条，韭菜250克。将蚯蚓剖开，洗净捣成茸。韭菜洗净切碎，绞汁，同装于大茶盅中，冲入滚开水，加盖焖10分钟。1次温服。本方有壮阳固精、补肾的功效。可用于治疗早泄。

注意事项

凡阴虚内热或患有眼疾、疮痒肿毒者忌食用。

枸杞

别名 白刺、山枸杞、西枸杞、白疙针。

第四章 养肾为要：男性与本草治方

【功能主治】补血安神，补肾益精，养肝明目，生津止渴，润肺止咳。主治肾虚精亏、消渴口干、尿频舌红、肝肾虚损、腰膝酸软、精血不足、遗精。

释义 小灌木，约1米高，枝条细长；叶片披针形或长椭圆状披针形，互生或丛生，叶腋有锐刺；7—8月开淡紫红色或粉红色的花；花萼通常2裂至中部；花冠5裂，裂片边缘无毛，雄蕊5枚；9—10月结果，成熟时呈红色，卵形或长椭圆形，长6～21毫米，直径3～10毫米，味甜；种子多数。果实宜在夏、秋两季成熟时采，晒干备用。草子随采随用。

本草治方

方一 杞精膏

枸杞、黄精各等份。加水，以小火多次煎熬，去渣浓缩后，加适量蜂蜜混匀，煎沸，待冷备用。每次1～2匙，沸水冲服。本方有补肝肾、益精血的功效。主治肝肾精血不足、腰酸体倦、耳鸣头晕、健忘、容颜衰减等。

性味 味甘，性平。

方二 枸杞炖鹌鹑

枸杞20克，鹌鹑2只。将枸杞洗净备用；鹌鹑去头爪、皮毛、内脏，洗净。同置锅中，加黄酒、葱、姜，隔水清炖30分钟，分次食用。本方有温补中气的功效。适用于心脾两虚型早泄，伴失眠多梦、身倦乏力、自汗健忘、面色不华者。

注意事项

患感冒发烧、炎症、腹泻者忌食；同时，性欲亢进者不宜服用；糖尿病患者慎用。

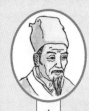

龙眼

别名 圆眼、龙目、益智。

功能主治 祛五脏邪气,治厌食、食欲不振,驱肠中寄生虫及血吸虫。长期食用强体魄、延年益寿、安神健脑、开胃健脾、补体虚。

释义 树木高约1米,叶片比荔枝叶小,冬季不谢,春末夏初开细白花。7月果子成熟。壳青黄色,有鳞甲状物,呈圆形,大小如雀蛋,核像木棕子,质坚硬,果肉薄于荔枝,白而有浆,甘甜如蜜。结果很多,每枝上20~30颗。

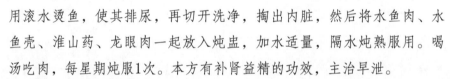

本草治方

性味 味甘,性平,无毒。

方一 山药龙眼水鱼汤

淮山药15~20克,龙眼肉15~20克,水鱼(又名甲鱼)1尾。先用滚水烫鱼,使其排尿,再切开洗净,掏出内脏,然后将水鱼肉、水鱼壳、淮山药、龙眼肉一起放入炖盅,加水适量,隔水炖熟服用。喝汤吃肉,每星期炖服1次。本方有补肾益精的功效,主治早泄。

方二 黄芪龙眼汤

黄芪、龙眼肉、党参、酸枣仁各20克,白术、当归各10克,茯神、龙骨、牡蛎各15克,木香、远志、甘草各6克,桑螵蛸12克,黄连1.5克,肉桂3克。将以上诸药用水煎煮,每日1剂,早晚分服。暂节欲,远房事。本方有补益心脾、宁心摄肾的功效。主治早泄,伴神疲体倦、心烦失眠、心悸盗汗、纳少、面不荣、苔少质微红、脉浮虚尺弱。

注意事项

内有痰火及湿滞停饮者忌服。

阳痿与本草治方

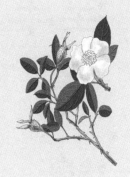

【病名细解】阳痿指在有性欲要求时，阴茎不能勃起或勃起不坚，或者虽然有勃起且有一定程度的硬度，但不能保持性交的足够时间，因而妨碍性交或不能完成性交。

【易患人群】夫妻间感情冷漠者；心情紧张者；肝、肾、心、肺患严重疾病者；平素过食肥甘、膏粱厚味，酗酒无度戕伤脾胃者。

【疾病诊断】素体阳虚，或久病伤肾，或恣情纵欲，房事过度，或手淫无节制，多属于肾阳不足型阳痿；思虑过度，心脾两伤，气血生化无源，或大病久病之后，中气虚弱，血气未复，多属于心脾两虚型阳痿；长期情志不遂，忧思郁怒，或长期夫妻感情不和，或性生活不和谐，使肝失疏泄之职，导致宗筋所聚无能而痿，多属于肝郁不舒型阳痿；阴囊潮湿瘙痒坠胀，甚或肿痛，小腹及阴茎根部胀痛，小便赤热灼痛，腰膝酸痛，口干苦，舌红，苔黄腻，脉弦滑，多属于湿热下注型阳痿。

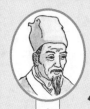

淫羊藿

 别名 铁菱角、三枝九叶草、铜丝草、刚前、仙灵脾、千两金。

功能主治 补肾阳,强筋骨,祛风湿。主治阳痿、遗精、早泄、精冷不育、尿频失禁、腰膝酸软、半身不遂、四肢不仁、肾虚喘咳。

释 义 淫羊藿为多年生草本植物,根茎长,横走,质硬,须根多数。叶为二回三出复叶,小叶9片,有长柄,小叶片薄革质,卵形至长卵形,先端尖,边缘有刺毛状细齿,侧生叶,外侧呈箭形,叶面无毛,叶背面有短伏毛。3月开花,呈白色,组成圆锥形花序生于枝顶;花瓣4片;雄蕊4片。秋季结果,果卵圆形,长约1厘米,内有多数黑色种子。地上部分于夏、秋季采收,晒干备用。

性味 味辛、甘,性温。

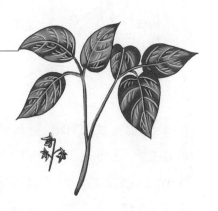

本草治方

方一 淫羊藿酒

淫羊藿100克。用白酒500毫升浸泡。每次饮1小杯。本方专以淫羊藿温肾壮阳。主治肾虚阳痿、腰膝酸软。

方二 淫羊藿水

鲜淫羊藿250克。将其加清水,煎煮30分钟,去渣取汁,与2000毫升开水一起倒到盆中,先熏蒸阴部,待温度适宜时泡洗双脚,每天早晚各1次,每次熏泡40分钟,10天为1个疗程。主治阳痿。

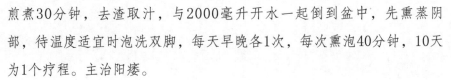

注意事项

阴虚火旺、阳强易举者禁服。

仙茅

别名 山棕、地棕、独脚丝茅、千年棕、仙茅参。

【功能主治】

补肾壮阳,散寒除痹。

主治阳痿精冷、小便失禁、心腹冷痛、腰脚冷痹、痈疽、瘰疬、崩漏。

释义 多年生草本植物。高10～40厘米。根茎长,可达30厘米,圆柱形,肉质,外皮褐色;根粗壮,肉质。叶基生,3～6片,狭披针形,长10～25厘米,基部下延成柄,向下扩大成鞘状,有散生长毛。花茎极短,藏于叶鞘内,花被下部细长呈管状,上部6裂,黄白色。蒴果椭圆形,种子球形。早春或秋季采根茎去须根,晒干或烘干。再用黄酒(每药500克用黄酒50毫升)拌匀,润透后炒至微干,取出晾干。

本草治方

方一 韭菜籽仙茅水

韭菜籽、仙茅、蛇床子、制附片、当归、白芍各15克。将以上诸药加清水,煎煮30分钟,去渣取汁,与2000毫升开水一起倒到盆中,待温度适宜时泡洗双脚,每天早晚各1次,每次熏泡40分钟,10天为1个疗程。主治阳痿。

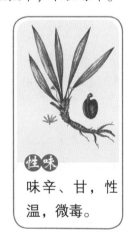

性味 味辛、甘,性温,微毒。

方二 黄芪仙茅汤

黄芪24克,仙茅、白芍、当归、党参、枸杞、巴戟天各9克,熟地12克,川芎、白术各6克,制附子、元桂各3克。将以上诸药用水煎服,每日1剂。主治阳痿。

注意事项

凡阴虚火旺者忌服。

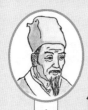

泥鳅 别名 鱼鳅。

功能主治 补中益气,除湿退黄,益肾助阳,祛湿止泻,暖脾胃,疗痔,止虚汗。主治肾气不足、阳痿、脾虚瘦弱、黄疸、小便不利、痔疮、疥癣瘙痒等。

◆**释义**◆ 泥鳅生活在湖池中,形体很小,只有约10厘米长,形体像鳝但有点小,头尖体圆身短,没有鳞,颜色青黑,浑身沾满了黏液,因此滑腻难以握住。

本草治方

性味 味甘,性平,无毒。

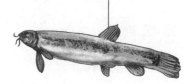

方一 泥鳅酸枣仁汤

泥鳅50克,酸枣仁50克。将泥鳅活杀,去内脏,洗净,切段;酸枣仁洗净。同置锅中,加清水500毫升,加姜、葱、黄酒,武火煮开3分钟,去浮沫,改文火煮15分钟,分次食用。本方有补益心脾的功效,主治心脾两虚型阳痿。

方二 泥鳅虾汤

泥鳅200克,虾50克,料酒、姜、盐、味精均适量。将泥鳅放清水中,滴几滴植物油,每天换清水,让泥鳅吃油及清水后,排去其肠内粪物。将泥鳅去除内脏,洗净,虾去须、足、尾,洗净,泥鳅和虾共煮汤,加料酒、姜片,煮至泥鳅

> **注意事项**
>
> 忌与狗肉、狗血、螃蟹同食;阴虚火盛者忌食。

熟,加盐和味精调味即可。当点心食用,喝汤、吃泥鳅和虾。本方有温补肾阳的功效,主治肾虚所致的阳痿。

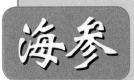

海参

别名 海鼠、刺参、海瓜。

【功能主治】

补肾益精，养血润燥，滋阴健阳。主治遗精、遗尿、腰痛、梦遗滑精、痔疮出血、小便频数、乳汁不足、贫血等症。

释义 海参是一种名贵的海产动物，因补益作用类似人参而得名。海参体呈圆柱形，口在前端，口周围有触手，肛门在后端。海参的生长区域很广泛，遍布世界海洋。其肉质软嫩，营养丰富，滋味腴美，风味高雅，是久负盛名的名馔佳肴，是海味"八珍"之一，与燕窝、鲍鱼、鱼翅齐名。

本草治方

方一　羊肉海参汤

羊肉、海参、盐、姜各适量。海参浸发洗净，切片，加调料，同羊肉煮汤。可连续食用。本方有补虚损、壮肾阳的功效。主治阳痿、遗精、腰酸腿软。

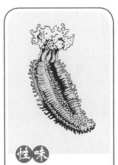

性味

味甘、咸，性微寒。

方二　海参炒黄鱼片

海参30克，黄鱼1条。将海参泡发好，黄鱼去内杂洗净切片，同炒，加酒、姜、盐调味服用。本方有补脾肾，填精壮阳的功效。海参补肾益精，黄鱼又名石首鱼，益气填精。二者合用，主治肾阳不足型阳痿。

注意事项

海参忌与甘草、醋同食。患急性肠炎、感冒、咳痰、菌痢气喘、大便溏薄、出血兼有瘀滞及湿邪阻滞者忌食。

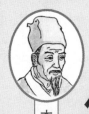

佛手

别名 五指橘、手柑、九爪木、佛手柑。

功能主治 健胃止呕,芳香理气,化痰止咳。主治肝胃气滞、胸胁胀痛、胃脘痞满、食少呕吐、舌苔厚腻等。

释义 佛手为芸香科木本植物佛手的果实。主要产于广东、福建、云南、四川等地。佛手全身都是宝,其根、茎、叶、花、果均可入药。佛手的花、果可泡茶,有消气作用;其根可治男人下消、四肢酸软;果可治胃病、呕吐、噎嗝、气管炎、高血压、哮喘等病症。秋季果实未完全变黄时采收,切薄片,干燥用。亦可鲜用。

本草治方

性味 味辛、苦、酸,性温。

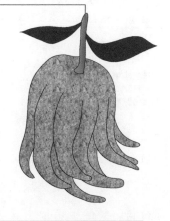

佛手栀子饮

佛手50克,栀子30克。将佛手洗净,切片,栀子洗净。同置锅中,加清水500毫升,武火煮开3分钟,改文火煮30分钟,滤渣取汁,分次饮用。本方有疏肝解郁、调畅气机的功效。主治肝郁不舒型阳痿。

注意事项

阴虚血燥、气无郁滞者慎服。

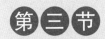

第三节

遗精与本草治方

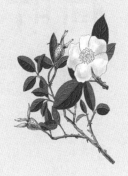

【病名细解】遗精指不因性交而精液自行外泄的一种男性性功能障碍性疾病，如果有梦而遗精称为"梦遗"；无梦而遗精者，甚至清醒的时候精液自行流出称为"滑精"。

【易患人群】早婚者；手淫、房事过频者；过度疲劳者；炎症刺激者。

【疾病诊断】发育成熟的男子，每周2次以上或一夜数次，且有头昏眼花、腰腿酸软、两耳鸣响等症状者，应及时治疗。需要说明的是，每月偶有1~2次遗精，且次日无任何不适者属正常生理现象，不是病态。

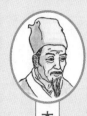

荷叶

别名 莲叶、蕸。

功能主治 消暑利湿，健脾升阳，散瘀止血。主治暑热烦渴、遗精、脾虚泄泻、头痛眩晕、水肿、食少腹胀、泻痢、白带、脱肛、血热吐衄、便血崩漏。

释义 荷叶为睡莲科植物莲的叶。6—7月花未开放时采收，晒至七八成干，除去叶柄，对折成半圆形或扇形，晒干，置通风干燥处，防蛀。夏季亦用鲜叶或初生嫩叶（荷钱）。

本草治方

性味 味辛、微涩，性平。

荷叶散

荷叶50克（鲜品加倍）。将荷叶研末。每次服用5克，每日早晚各1次，用热米汤送服。轻者1~2剂，重者可追加剂量。本品有清热止血、升发清阳的功效。主治梦遗滑精。

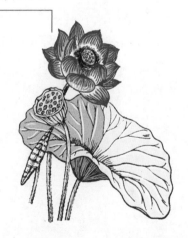

注意事项

凡上焦邪盛、治宜清降者切不可用。孕妇忌用。

菟丝子

别名 菟缕、菟累、菟芦、赤网、玉女、野狐丝、金线草等。

【功能主治】

续绝伤,补不足,益气力,悦颜色,补五劳七伤,润心肺,补肝脏风虚,肥健人,养肌强阴,坚筋骨。主治茎中寒、精自出、溺有余沥、口苦燥渴、寒血为积。

释义 夏天开始生长且刚开始生长的时候为细丝,遍地不能自起,碰到其他草梗则缠绕而上,寄生在空中。无叶、有白色微红的花,非常香,结的果实如秕豆但细,呈黄色,生长在地埂上的最佳。

本草治方

菟丝子粥

菟丝子60克,粳米100克,白糖适量。将菟丝子研碎,放到砂锅内,加入300毫升水,用文火煎至200毫升,去渣留汁,加入粳米后另加水300毫升及适量白糖,用文火煮成粥。本品有补肾益精、养肝明目的功效。主治肝肾不足所致的腰膝筋骨酸痛、腿脚软弱无力、遗精、阳痿、呓语、小便频数、尿有余沥、头晕眼花、视物不清、耳鸣耳聋,以及妇女带下、习惯性流产等症。

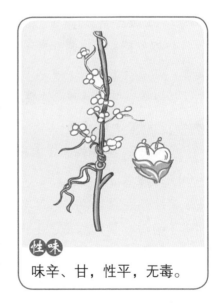

性味 味辛、甘,性平,无毒。

注意事项

阴虚火旺者忌用。

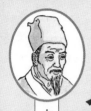
金樱子

别名 糖罐子、山石榴、刺榆子、刺梨子、金罂子。

功能主治 固精,涩肠,止泻痢,缩小便。主治遗精滑精、遗尿尿频、崩漏带下、久泻久痢。

释义 蔷薇科灌木植物金樱子的果实。10—11月果实成熟变红时采收,干燥,除去毛刺。其果实酸甜可食,并可以熬糖或酿酒。根、叶、花、果均可药用。

性味 味酸、甘,性平,无毒。

本草治方

方一 金樱子膏

金樱子适量,去刺和种子,水煎浓缩,似稀汤。每次服1匙,用酒送服。本品有补益肝肾和收敛固涩的作用。可用于治疗肝肾两虚所致的头昏腰酸、梦遗滑精、小便不禁或脾虚腹泻。

方二 金樱子牡蛎汤

金樱子、生牡蛎、菟丝子、生龙骨、炙黄芪、甘枸杞、刺猬皮各60克,覆盆子、沙苑子、鹿角胶、巴戟天、干白术、酒杭芍、炒远志、野台参、白莲须、紫河车、山萸肉各30克,盆沉香、春砂仁、酒川芎、益智仁、广陈皮、上肉桂各15克,怀山药500克。将怀山药打糊,余药共研细末,搅匀,为小丸,每日早晚服10克。本方有补肾填精的功效,主治遗精,证见遗精日久、头晕目眩、腰膝酸软、记忆衰退、体力虚弱、舌偏红、苔白、脉细弱。

注意事项

处于感冒期间或有发热的患者忌食用。

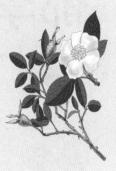

第四节
前列腺增生与本草治方

【病名细解】前列腺增生症是因前列腺肥大压迫尿道，造成排尿困难，甚者小便闭塞不通为主要症状的一种男性泌尿生殖系疾病。

【易患人群】多见于50岁以上的男性；嗜酒者；憋尿者；过劳者；久坐者。

【疾病诊断】早期表现为尿频，夜尿增多，排尿困难，尿流无力。晚期可出现严重的尿频、尿急、排尿困难，甚至点滴不通，小腹胀满，可触及充盈的膀胱。B型超声波检查可显示增生的前列腺。膀胱镜、排泄性尿路造影等对诊断本病有帮助。

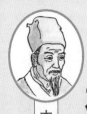

郁李仁

别名 郁子、山梅子、李仁肉、小李仁等。

功能主治 润燥滑肠,利水,下气。主治食积气滞、津枯肠燥、腹胀便秘、水肿、脚气、小便不利等。

释义 为蔷薇科植物欧李的种子。呈卵形,长5~8毫米,直径3~5毫米。表面呈黄白色、浅棕色,一端尖,另端钝圆。尖端一侧有线形种脐,圆端中央有深色合点,自合点处向上具多条纵向维管束脉纹。种皮薄,子叶乳白色,富油性。其生于荒山坡或沙丘边。夏、秋季采收成熟果实,除去果肉及核壳,取出种子,干燥备用。

本草治方

性味 味辛、苦、甘,性平。

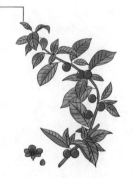

方一 郁李仁粥

郁李仁15克,粳米100克。将郁李仁洗净,捣烂,煎煮后去渣取汁;加入淘洗干净的粳米同煮成粥。本方有润肠通便、利水消肿的功效。可用于治疗前列腺增生症,证见小便点滴而下,或尿如细线,甚者阻塞不通、小腹胀满疼痛。

方二 双仁牛膝粥

桃仁、郁李仁各10克,川牛膝15克,粳米100克。将前3味加水煎煮,去渣,入粳米同煮至粥熟。每日分1~2次服完。本方有活血化瘀、通利小便的功效。可用于治疗前列腺增生症。

注意事项

大便不实、津液不足者忌用;孕妇慎用。

本草纲目家庭养生说明书

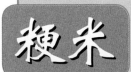

粳米

大米。

益气,止烦,止渴,止泄痢,温中,和胃气,益肠胃,通血脉,调和五脏,益精强志,聪耳明目,轻身,使人肌肤润泽,精力旺盛,不易衰老。

释义 粳米是粳稻的种仁,又称大米。粳米比较粗短,煮的粥饭比较绵软,常见的东北米、珍珠米、江苏圆米都属于粳米。

本草治方

方一 茅根粳米粥

白茅根50克,赤小豆30克,粳米50克。将白茅根洗净,切小段,置锅中,加清水500毫升,武火煮沸10分钟,滤渣取汁。将赤小豆、粳米洗净置锅中,再加白茅根汁,加清水200毫升,武火煮开5分钟,改文火煮30分钟,成粥,趁热食用。本方有清热利尿、通淋化瘀的功效,可用于治疗瘀积内阻型前列腺增生症。

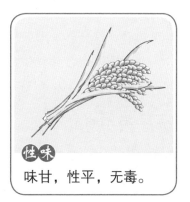

性味

味甘,性平,无毒。

方二 黄芪粳米粥

黄芪30克,粳米100克。将黄芪洗净、煮汤、去渣留汁,与洗净的粳米煮粥。米烂粥成。本方有补中益气、健脾益胃的功效。黄芪味甘、性微温,入肺、脾二经。加粳米的补益作用,可用于治疗中气不足型前列腺增生症。

注意事项

糖尿病患者不宜多食;不可和马肉同食,发痼疾。不能和苍耳同食,否则使人猝然心痛,这时应赶快烧仓米灰和蜜浆服用,不然可致死。

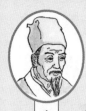

冬瓜子

别名 冬瓜仁、瓜犀、瓜瓣、白瓜子。

功能主治 润肺化痰,利水除湿,消痈排脓。主治痰热咳嗽、肺痈、水肿、小便不利、带下白浊等。

 释义 为葫芦科植物冬瓜的种子。用冬瓜时取种子洗净,晒干用,或微火炒黄用。以白色、粒饱满、无杂质者为佳。

本草治方

性味 味甘,性平。

白果冬瓜子通淋饮

白果50克,冬瓜子20克,茯苓20克。将白果、冬瓜子、茯苓分别洗净,置锅中,加清水500毫升,武火煮开5分钟,改文火煮20分钟,滤渣取汁,分次饮用。本方通淋利湿,主治前列腺增生症,属瘀积内阻型,排尿不畅,尿道涩痛,会阴胀痛。

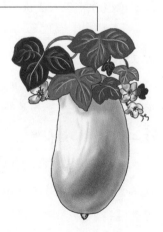

注意事项

久服寒中。

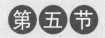

第五节

腰肌劳损与本草治方

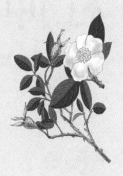

【病名细解】腰肌劳损指腰部肌肉组织因疲劳过度发生炎性反应或退行性变而出现的慢性持续性或间歇性腰痛。常因外力经常、反复、持续地牵拉、挤压震荡腰部，超过了人体肌肉的代偿能力引起。

【易患人群】手工劳动者、电脑操作员、文案工作者、司机等。

【疾病诊断】持续性的腰疼，休息时减轻，劳累则加重，弯腰稍久腰痛加剧。老年人或骨质疏松患者检查可选择ECT检查、骨密度检查。

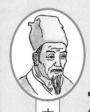
杜仲

别名 丝楝树皮、扯丝皮、木棉、石思仙、丝棉皮。

功能主治 强筋骨,补肝肾,安胎。主治腰脊酸疼、小便余沥、阴下湿痒、胎动不安、胎漏欲堕、足膝痿弱、高血压。

释义 树木高数丈,叶似辛夷,它的皮折断后有白丝相连;刚长出的嫩芽可以吃。2月、5月、6月、9月可采皮。

性味 味甘,性温。

本草治方

方一　杜仲地黄汤

杜仲12克,熟地黄15克,续断10克,菟丝子10克,核桃仁30克。水煎服。主治肾虚腰背酸痛、腿膝软弱、小便频数。

方二　杜仲当归汤

杜仲24克,当归、党参、黄芪各31克,川断18克,牛膝、玄胡各15克。将以上诸药用水煎服,每日1剂。本方有补肾益精、补气活血的功效。主治肾虚气弱、瘀血阻络所致的腰肌劳损。

方三　杜仲猪肾汤

杜仲15克,猪腰2个。共煲服。主治腰痛。

方四　杜仲炖猪脚

杜仲15克,锦鸡儿30克,千斤拔30克,猪蹄1只。加水共炖烂,吃肉喝汤。主治半身不遂、腰膝无力。

注意事项

阴虚火旺者慎服。

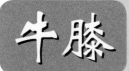

牛膝

别名 牛茎、百倍、山苋菜、对节菜等。

【功能主治】

补腰肌，强筋骨，活血祛瘀。主治腰膝酸痛、产后血瘀腹痛、胞衣不下、下肢痿软、痛经。

释义 春天生苗，茎高约1米，呈青紫色，有节，呈鹤膝及牛膝状。叶子尖圆，像钥匙，两两相对而生，在节上生花作穗，秋天结很细的果实。入药以根大、长约1米且柔润者为上等。茎叶亦可单独入药。

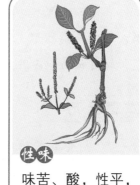

性味

味苦、酸，性平，无毒。

本草治方

方一　玄胡索牛膝散

玄胡索15克，牛膝、徐长卿、杜仲、安息香、卷柏各10克，重楼8克，马钱子6克。取马钱子用麻油炸黄，研细；其他药合研为细末，与马钱子混匀；过80目筛，装瓶备用。每次3克，日服2次，温开水冲服。12天为1个疗程。根据伤痛的轻、中、重，结合病程的长短应用1~2个疗程。

方二　牛膝酒

牛膝、天门、秦艽冬各15克，独活18克，五加皮、肉桂各12克，细辛、石菖叶、薏苡仁、制附子、巴戟天、杜仲各6克，白酒2000毫升。将以上诸药共研为粗末，入布袋，置容器中，加入白酒密封，浸泡14天后，过滤去渣即成。每日口服3次，每次10~15毫升。本方有祛风湿、壮腰膝的功效，主治关节疼痛、步履无力等。

注意事项

中气下陷、脾虚泄泻、下元不固、梦遗失精、月经过多者及孕妇均忌服。

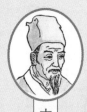
威灵仙

别名 百条根、铁脚威灵仙、老虎须等。

功能主治 祛风湿,通经络,消骨鲠。主治腰膝冷痛、肢体麻木、筋脉拘挛、屈伸不利、痛风顽痹、风湿痹痛、扁桃体炎、诸骨哽咽。

释义 多年生缠绕木质藤本植物,全株干后变黑色。根茎呈柱状,长5~8厘米,根茎下着生多数细根,细根呈圆柱形,表面呈黑褐色或灰黑色。茎和小枝近无毛或有疏的短柔毛。6—9月开花,呈白色,直径1~2厘米,组成圆锥状聚伞花序生于枝顶或叶腋。8—11月结果,果实呈扁卵形,有毛,果实顶端有伸长的白色羽毛。秋采根及根茎,鲜用或晒干备用。

性味 味辛、咸,性温,有毒。

本草治方

方一 威灵仙蒸猪腰

威灵仙15克,杜仲20克。将以上诸药分别研末后混合拌匀。再取猪腰1~2个破开,洗净,放入药粉,摊匀后合紧,共放入碗。加水少许,用锅置火上久蒸,吃猪腰,饮汤。每日1剂。本方有补肾强骨、除湿止痛的功效。主治腰肌劳损。

方二 威灵仙牛膝汤

威灵仙20克,牛膝15克,当归尾10克,牛蒡子10克。将以上诸药用水煎服,每日1剂。一般3~5剂见效。主治急性腰扭伤。

注意事项

气血虚弱、无风寒湿邪者慎服。

熟地黄

别名 熟地、酒壶花、伏地、山白菜。

【功能主治】

补血滋阴，益精填髓。

主治阴虚血少、脑髓空虚所致的腰膝痿弱、劳嗽骨蒸、遗精、月经不调、崩漏、心悸失眠、健忘、盗汗、消渴等。

释义 本品为不规则的块片、碎块，大小、厚薄不一。表面呈乌黑色，有光泽，黏性大。质柔软而带韧性，不易折断，断面乌黑色，有光泽。

本草治方

方一　熟地黄杜仲酒

熟地黄、炙杜仲、炮姜、草薢、羌活、川芎、制乌头、秦艽、细辛、川椒、制附子、肉桂、川续断、栝楼根各30克，五加皮、石斛各50克，地骨皮、桔梗（炒）、炙甘草、防风各25克，白酒2000毫升。除白酒外，将其他药研为细料，入布袋，置容器中，加入白酒，密封，浸泡5~7天后过滤去渣即成。口服。不拘时，每次服10毫升，常令有酒气相续为妙。本方有温肾阳、祛风湿、舒筋壮腰的功效。主治腰部疼痛、沉重、不得俯仰。

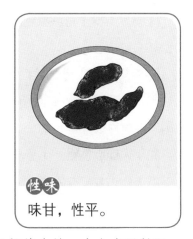

性味

味甘，性平。

注意事项

凡气滞痰多、湿盛苔腻、脾胃虚弱、食少便溏者均忌用。

第四章　养肾为要：男性与本草治方

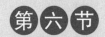
肥胖症与本草治方

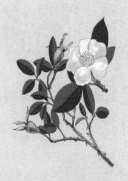

【病名细解】肥胖症指由于人体新陈代谢失调而导致脂肪组织过多造成的病症。一般认为体重超过正常标准的20％为肥胖。脂肪主要沉积于腹部、臀部、乳房、项颈等处。常见于体力劳动较少而进食过多的中年人。

【易患人群】有家族肥胖史者；嗜饮啤酒的人；喜欢吃甜食、油腻食物者。

【疾病诊断】患肥胖症者一般出汗多、善饥多食、腹胀、便秘、心慌、气短、嗜睡、不爱活动、不能平卧，还伴有下肢轻度浮肿，女性患者则多伴有月经失调、闭经、不育等病状。也可以采取标准体重法进行判断。成年人标准体重：［身高（厘米）-100（厘米）］×90％=标准体重（千克）；儿童标准体重：（年龄×2）+8=标准体重（千克）。

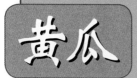

黄瓜

别名 刺瓜、王瓜、胡瓜。

释义 葫芦科攀缘草本植物黄瓜的果实。我国各地均有栽培。夏末和秋季采取。洗净鲜用。

本草治方

方一 山楂汁拌黄瓜

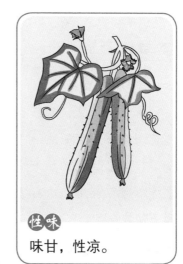

性味

味甘，性凉。

嫩黄瓜5条，山楂30克，白糖50克。先将黄瓜去皮、去心及两头，洗净切成条；山楂洗净，入锅加水200毫升，煮约15分钟，取汁液100毫升；黄瓜条入锅加水煮熟，捞出；山楂汁中放白糖，在文火上慢熬，待糖融化，投入已控干水的黄瓜条拌匀即成。此品具有清热降脂、减肥消积的作用。肥胖症、高血压、咽喉肿痛者食之有效。

方二 凉拌三皮

西瓜皮、黄瓜皮、冬瓜皮各200克。将西瓜皮刮去蜡质外皮，冬瓜皮刮去绒毛外皮，与黄瓜皮一起，在开水锅内焯一下，待冷，切成条，置盘中，用少许盐、味精拌匀，佐餐食用。本方能减肥，治疗肥胖症。

> **注意事项**
>
> 黄瓜性凉，胃寒患者食之易致腹痛泄泻。

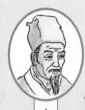

绿豆芽 别名 豆芽菜。

功能主治 解毒,清肺腑积热,利肠胃。

释义 在夏、秋两季之间,将绿豆浸泡3天,绿豆便长成3厘米左右的豆芽。

本草治方

性味 味甘,性凉,无毒。

方一 凉拌豆芽菜

绿豆芽50克,米醋、生姜、食盐各适量。将绿豆芽择洗干净,入开水锅焯一下,捞出装盘,加米醋、食盐、生姜末拌匀即可食用。本品不仅减肥,且有利于保持身材。

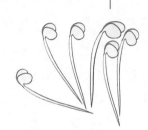

方二 银芽炒韭菜

绿豆芽400克,韭菜75克,虾皮5克,植物油40克,醋10克,精盐适量,味精少许。将韭菜择洗干净,切成3厘米长的段。绿豆芽去根,洗净。虾皮洗净,备用。炒锅上火,倒入植物油烧热,放入虾皮爆香,加入韭菜段、豆芽菜翻炒几下,烹入醋,加精盐、味精,快速炒熟即成。本品鲜香、利口。常食本品有利于肥胖症的治疗。

注意事项

脾胃虚寒的人不宜常食。

海藻

别名 海根菜、鹿角尖、大蒿子、海藻菜、乌菜、海带花。

【功能主治】

主治甲状腺肿大，项下淋巴结结核。散结气痈肿、腹内积块、胀痛、腹中空鸣。还可下十二种水肿，疗皮间积聚暴溃，留气结热，利小便。

释义 海藻生在南海边。叶子如鸡苏，茎像筷子，长有1.5米左右。也可将它晒干后做菜，味道十分鲜美。

本草治方

黄芪海藻汤

黄芪30克，海藻、党参、苍术、丹参、山楂、大黄、荷叶各15克，白术、柴胡、陈皮、姜黄、泽泻、决明子各10克。将以上诸药用水煎服，每日1剂，每剂分3次服用，早中晚饭前半小时各服1次。1个月为1个疗程。本方有健脾益气、活血理气、通腑导滞、降浊化饮的功效。主治肥胖症。

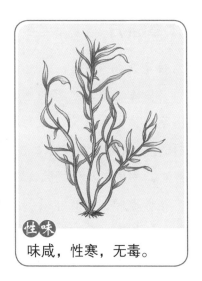

性味

味咸，性寒，无毒。

注意事项

脾胃虚寒者忌食用。不可与甘草同食。

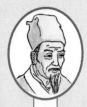

乌梅

别名 酸梅、千枝梅、合汉梅。

功能主治 敛肺涩肠，消肿，杀虫，解鱼毒、马汗毒、硫黄毒。主治久咳、泻痢、反胃噎膈、蛔厥吐利、涌痰。

释义 蔷薇科落叶乔木植物梅的近成熟果实，经烟火熏制而成。夏季果实近成熟时采收，低温烘干后闷至色变黑。

本草治方

乌梅泽泻汤

乌梅、泽泻、汉防己、荷叶、茯苓、黄柏各10克，白芍20克，柴胡8克。将以上诸药水煎3次后合并药液，分早晚2次口服。待体重接近正常标准时，可按上述处方配成蜜丸，每丸重9克，每日2丸，分2次口服。主治单纯性肥胖症。

性味 味酸、涩，性平。

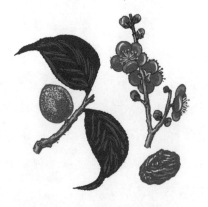

注意事项

有实邪者忌服；孕妇忌服。

大腹皮

别名 槟榔皮、槟榔衣、大腹绒、大腹毛、茯毛。

【功能主治】

行水消肿，下气宽中。

主治湿阻气滞、大便不爽、水肿胀满、脘腹胀闷、小便不利、脚气浮肿。

释义 大腹皮为棕榈科植物槟榔的果皮。于冬、春两季采收果实，剥下果皮，打松，置水中浸泡，晒干，再打松，除去外果皮。

本草治方

大腹皮泽泻汤

柏子仁、炒苍术、茯苓、生黄芪各20克，法半夏、薏苡仁、车前草、大腹皮、泽泻各10克，炙香附、炒白术、麦芽、神曲各15克，夏枯草12克，冬瓜皮、陈皮、甘草各8克。将以上诸药用水煎服，每日1剂，分2～3次口服。半个月为1个疗程。主治肥胖症。

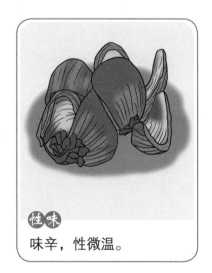

性味

味辛，性微温。

注意事项

气虚体弱者慎服。

第五章 ▶▶▶▶▶▶▶▶

益智健体:儿童与本草治方

望子成龙、望女成凤,这是每位家长的心愿,孩子的健康则是家长永远要捍卫的底线。孩子生病怎么办?是动不动就输液以治其表吗?还是遵循本草养生之法,在那些方剂的调理中以除其根呢?这里从儿童最为常见的儿科病出发,为你进行有针对性的介绍。

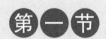

小儿厌食与本草治方

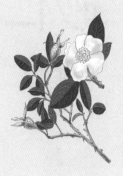

【病名细解】厌食指小儿较长时期食欲不振，甚则拒食的一种常见病症。本病以1～6岁小儿多见。如果厌食持续时间较长，就会影响小儿身高、体重的正常增长，称为厌食症。

【易患人群】抢先或者延后吃饭者；需要种种许诺诱惑、用玩具逗才能进食者；边吃边看电视或画册者；食用过量高营养食物者；乱吃零食者。

【疾病诊断】精神疲惫，全身乏力，不思乳食或拒食，伴形体消瘦，面色苍白，大便溏薄或夹有乳食残渣，舌质淡、苔白，脉细弱，多属于脾胃虚弱型厌食；口中有酸味，脘腹胀满，大便酸臭，舌质红、苔白腻，脉弦滑，多属于乳食壅滞型厌食；形体消瘦或虚胖，不思饮食，呕吐痰涎，大便稀，面无光泽而苍白，舌苔白腻，脉濡滑，指纹淡红，多属于痰湿滋生型厌食；面色苍黄，肌肉消瘦，精神不安，不欲饮食，嗜食异物，睡眠时磨牙，腹痛腹胀，大便不调，巩膜上有蓝斑，面有白斑，唇口生白点等，多属于虫积伤脾型厌食。

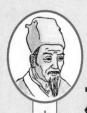

砂仁 别名 春砂仁。

功能主治 温脾止泻,化湿开胃,理气安胎。主治湿浊中阻、脾胃虚寒、呕吐泄泻、脘痞不饥、胎动不安、妊娠恶阻。

释义 本品为姜科植物阳春砂、绿壳砂或海南砂的干燥成熟果实。夏、秋间果实成熟时采收,晒干或低温干燥。

本草治方

性味 味辛,性温。

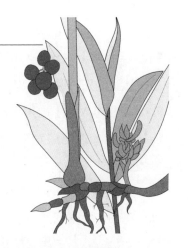

方一 木香砂仁丸

木香15克,砂仁15克,六曲60克,炒麦芽60克,焦山楂60克,炒槟榔40克,炒莱菔子40克,炒青皮30克,胡连20克,黄芪90克。将以上诸药共研为末,炼蜜为丸,每丸重4克,每服1丸,每日2次,奶、水各半送服。如服药末亦可,每次服2克,每日2次。可用于治疗小儿厌食,症见见食则烦、体弱发稀。

方二 砂仁鲫鱼羹

砂仁15克,鲫鱼500克。鲫鱼加水煮沸,放入砂仁、生姜、盐等煮成羹食。随量服食。本方用砂仁温中化湿、健胃止呕,以鲫鱼补脾开胃、利湿。可用于治疗脾虚湿滞、呕逆少食或妊娠恶阻。

注意事项

阴虚有热者忌用。

鸡内金

别名 鸡合子、鸡中金、鸡肫皮等。

【功能主治】

消食健胃，宽中健脾，涩精止遗。主治小儿食疟、疗大人（小便）淋漓、反胃，消酒积，主喉闭、乳蛾，治一切口疮、牙疳诸疮。

释义 雉科动物家鸡的砂囊内壁。全国各地均产。将鸡杀死后，取出鸡肫，剖开，趁热剥取内壁，洗净，晒干。生用或炒用。

本草治方

方一　鸡内金麦芽汤

炒鸡内金6克，麦芽15克，莪术6克，苍术6克，山楂10克，神曲10克，党参10克，茯苓12克，陈皮8克。将以上诸药水煎取汁150毫升，分3次服，每日1剂。6天为1个疗程。本方有运脾开胃的功效，主治小儿厌食症。证见长期食欲不振，而无其他疾病；面色少华，形体偏瘦，精神尚好，无腹膨；有喂养不当史。

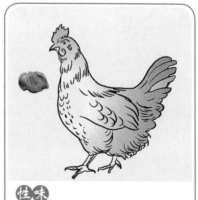

性味

味甘，性寒。归脾、胃、小肠、膀胱经。

方二　鸡内金黄芪汤

炙鸡内金、炙甘草各1克，黄芪、白术、茯苓、黄精各3克，陈皮、青黛各2克。将以上诸药用水煎服，每日1剂，分2~3次服。本方有健脾益气、和胃消食的功效。主治脾虚厌食。证见病程较长，多伴有面黄、发枯、肌肉不实或消瘦、大便不调、舌偏淡、苔薄白、指纹淡或脉沉弱、身高体重低于正常儿童或伴有多汗、易感冒等。

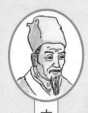
山楂

别名 山里红、楂、赤瓜子、茅楂。

功能主治 能消食积,补脾,治小肠疝气,发小儿疮疹,健胃,通结气。主治妇女产后枕痛、恶露不尽,可煎水加砂糖服,立即见效。

释义 李时珍说:它的味道像楂子,所以也叫楂。山楂树很高,叶有五尖,丫间有刺。3月开五瓣小白花。果实有红、黄两种,像花红果,小的如指头,9月熟后,果较酸涩,经霜可食。秋季果实成熟时采摘,晒干后入药。

性味 味酸,性冷,无毒。

本草治方

方一 山楂片

1~3岁幼儿每天吃山楂片20克,3~6岁儿童每天吃30克。均分3次饭后吃。连吃7~10天。本品消积化滞。主治小儿因乳食停滞而厌食、面色萎黄、毛发不荣。山楂片健胃消食,善治肉食积滞,但不宜多食,多食反会伤胃。

方二 山楂饼

山楂15克,鸡内金7.5克,山药粉、麦粉各75克。将山楂、鸡内金饼研为细末,与麦粉等加清水适量制成麦团,捏成饼,放油锅中煎至两面金黄即可,每日1~2剂,或将山楂、鸡内金水煎取汁与药粉、麦粉和匀如上法制饼服食。本方有健脾消食的功效。可用于治疗小儿厌食症。

注意事项

胃酸过多者忌用。

神曲

别名 六神曲。

【功能主治】

健脾消食，理气化湿，解表。主治消化不良、脘腹胀满、不思饮食、肠鸣泄泻等症。

释义 本品是面粉和其他药物混合后发酵而成的加工品。通常由麦粉、麸皮、杏仁泥、赤小豆粉，以及新鲜青蒿、苍耳的汁液制成。将以上原料搅拌均匀后制成块，用麻叶覆盖好，发酵一周，晾干即成。

本草治方

方一　神曲麦芽糕

神曲60克，麦芽120克，橘皮、炒白术各30克，米粉150克，白糖适量。先把麦芽120克淘洗后晒干。新鲜橘皮晒干后取30克。然后将麦芽、橘皮、炒白术、神曲一并放到碾槽内研为细粉。把米粉、白糖同药粉和匀，加入清水调和，做成小糕饼

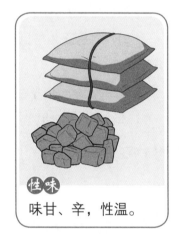

性味

味甘、辛，性温。

10～15块。每日随意食麦芽糕2～3块，连服5～7天。本方有消食、和中、健脾、开胃的功效。可用于治疗小儿不思饮食或消化不良、脘腹胀满。

方二　神曲山药散

神曲150克，山药200克，茯苓100克，丁香20克。将以上诸药研为细末，每次冲服15克，每日3次。主治小儿厌食。

注意事项

无食滞、脾阴虚、胃火旺盛、胃酸过多者及孕妇忌用。

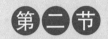

第二节
小儿流涎症与本草治方

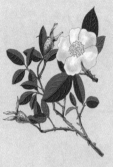

【病名细解】小儿流涎症俗称流口水，中医称为"滞颐"。流口水不是一种病，而是婴儿常见的一种现象。多见于溃疡性口内炎、汞中毒或出牙。

【易患人群】1岁左右的婴儿，常发生于断奶前后。

【疾病诊断】2岁以后孩子还在流口水，就可能是异常现象了，如脑瘫、先天性智力障碍等。

益智仁

别名 益智子。

【功能主治】

温脾，暖肾，涩精，固气。

主治中寒吐泻、多唾、冷气腹痛、小便余沥、夜多小便、遗精。

释义 本品为姜科植物益智的干燥成熟果实。每年于夏季采摘其成熟果实，除去果梗，晒干或焙干以备药用。

本草治方

方一　白术益智仁饮

生白术、益智仁各9克。将以上诸药用水煎半小时服用，每日1剂。主治婴幼儿流涎症。

方二　金樱子益智仁散

金樱子20克，益智仁15克，刺猬皮15克，五倍子15克，苍术20克，猪尾1条。将除猪尾外的其他药研末，每次服6克；将猪尾煎汤送下。主治小儿多涎症，口水过多。

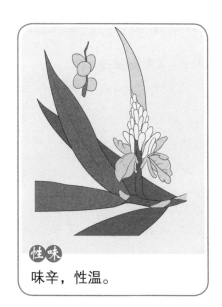

性味

味辛，性温。

方三　白术益智仁饮

白术、益智仁各15克，红枣20克。将以上诸药用水煎服，每日1剂，分3次服用。主治小儿流涎症。

注意事项

阴虚火旺，因热而患遗滑、崩带者忌服。

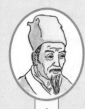

天南星

别名 南星、一把伞南星、虎掌南星。

功能主治 燥湿化痰，散结消肿，祛风止痉。主治风痰眩晕、咳嗽多痰、中风痰壅、惊风、破伤风、痈肿、瘰疬、跌打麻痹、半身不遂、毒蛇咬伤等。

释义 本品为天南星科植物天南星、异叶天南星或东北天南星的干燥块茎。每年于秋、冬两季茎叶枯萎时采挖，除去须根及外皮，干燥备用。

本草治方

性味 味苦、辛，性温，有毒。

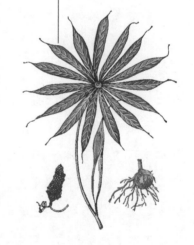

方一 天南星散

天南星50克，醋少许。将天南星研末调醋。晚上敷足心，严重的可两足心同时敷，外面用布条包扎，每次敷12小时，连敷3次即可见效。主治小儿流口水。

方二 吴茱萸天南星散

吴茱萸子3份，天南星1份。将以上诸药共研细末，贮瓶备用。用时取药粉15克，用陈米醋调成厚糊饼状，敷贴涌泉穴（男左女右），外用纱布扎紧，每次敷贴12小时，一般3次或4次即可。本方有散寒化痰、导热下降的功效。主治小儿流涎症。

注意事项

孕妇忌用，阴虚燥痰者忌用。

第三节

小儿惊厥与本草治方

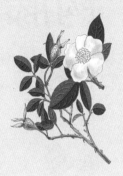

【病名细解】惊厥俗称抽风，是小儿时期较常见的紧急症状。发病时全身或局部骨骼肌群突然发生不自主收缩，常伴意识障碍，这种神经系统功能暂时紊乱、神经细胞异常放电的现象，多由于过量的中枢神经性冲动引起，亦可由于末梢神经肌肉刺激阈的降低，如血中游离钙过低引起。

【易患人群】各年龄小儿均会发生，尤以6岁以下儿童多见，特别多见于婴幼儿。

【疾病诊断】本病初发的表现是意识突然丧失，同时有全身或机体局部抽动，多伴有双眼上翻、凝视或斜视，有的还伴有吐白沫和大小便失禁。新生儿期可表现为轻微的全身性或局限性抽搐，如凝视、面肌抽搐、呼吸不规则等。中医学认为惊厥是惊风发作时的证候。

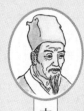

钩藤

别名 双钩藤、钓钩藤、金钩草。

功能主治 清热平肝,息风定惊。主治头痛眩晕、感冒夹惊、惊痫抽搐、妊娠子痫、高血压。

释义 本品为茜草科植物钩藤、华钩藤及其同属多种植物的带钩枝条。每年于秋、冬两季采收,去叶、切段、晒干以备药用。

本草治方

性味 味甘,性凉。

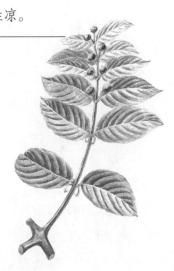

方一　鱼腥草钩藤汤

钩藤、鱼腥草、黄荆条各30克,钩藤10克。将以上诸药加水煎,去渣,分数次服用,每日1剂。主治小儿急惊风。

方二　钩藤饮

钩藤叶9克,用水煎服,主治小儿惊风。

方三　钩藤薄荷汤

钩藤、薄荷、连翘、山栀、黄芩、大黄、石决明、全蝎、龙齿、蜂蚕若干。将以上诸药水煎作2～3次服用。主治小儿急惊风。

注意事项

本品忌久煎,低血压患者忌用。

方四　钩藤天麻散

钩藤、天麻、人参各3克,羚羊2克,全蝎1克,炙甘草2克。将以上诸药研为末,每次取3克,水煎服。主治小儿急惊风。

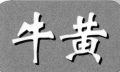

牛黄

别名 西黄、西牛黄、丑宝、心黄、胆黄、犀黄、犀牛黄。

【功能主治】

解毒，清心，息风，开窍，豁痰，凉肝。主治咽喉肿痛、口舌生疮、痈肿疔疮、热病神昏、惊痫抽搐、癫痫发狂、中风痰迷。

释义 本品为牛干燥的胆结石。多呈类球形、卵形、三角形或四方形，表面呈黄红色或棕黄色，有的表面挂有一层黑色有光亮的薄膜，习称"乌金衣"。杀牛时如有牛黄，即滤去胆汁，将牛黄取出，去除外部薄膜，阴干以备药用。

本草治方

牛黄梨汁饮

牛黄少许，梨汁适量，搅匀内服。主治小儿急性惊风。

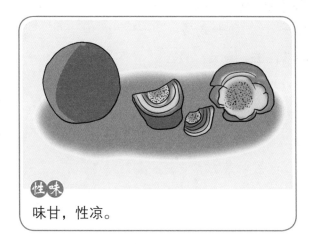

性味

味甘，性凉。

注意事项

孕妇慎用。

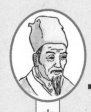

丁香

别名 鸡舌香、紫丁香、丁子香、公子香等。

功能主治 暖肾，降逆，温中。主治呕吐、呃逆、反胃、心腹冷痛、痃癖、痢疾、癣症等。

释义 本品为桃金娘科蒲桃属植物丁香的花蕾及果实。果实被称为母丁香或雌丁香，花蕾被称为公丁香或雄丁香。在花蕾开始呈白色，渐次变绿色，最后呈鲜红色时可采。将采得的花蕾除去花梗晒干即可。以花蕾干燥、个大、饱满、色棕紫、新鲜、香气浓烈、油性足者为佳。

性味 味辛,性温。

本草治方

方一　丁香黄连汤

丁香、黄连、肉桂、干姜各3克。将以上诸药共研为细末。每次取2克，白开水冲服。主治小儿慢性惊风。

方二　丁香葱白散

丁香、葱白、艾蓬头各7个。将以上诸药切碎、打匀、用布裹，敷在脐孔。主治小儿惊风。

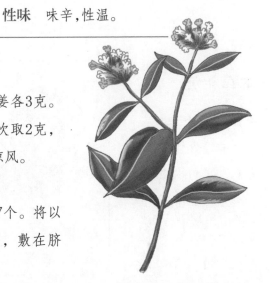

注意事项

阴虚内热者忌食，呃逆或兼有口渴、口苦、口干者忌用。

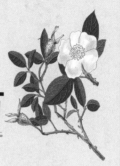

第四节

小儿感冒发热与本草治方

【病名细解】一般由外感时邪病毒所致，由于小儿冷暖不知调节，肌肤嫩弱，腠理疏薄，卫外机能未固，故易于罹患。受病以后，因脏腑嫩弱，故传变较速，且易兼夹痰壅、食滞、惊吓等因素而使证情复杂。

【易患人群】小儿体质虚弱者；饮食不均衡严重者；缺乏锻炼者；居住环境空气不流通者。

【疾病诊断】恶寒，发热，无汗，鼻塞，流涕，喷嚏，咳嗽，痰薄，口不渴，舌苔薄白，脉浮紧为风寒感冒；热重寒轻，有汗，头痛，鼻塞流黄涕，咳嗽有黄痰，咽痛，口干，舌苔薄白或薄黄，脉浮数，多为风热感冒；高热无汗，头痛，身重困倦，胸闷欲吐，食欲不振，或者鼻塞，流涕，咳嗽，舌质红，舌苔薄白或腻，为暑邪型感冒。

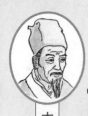

葱白

别名 大葱白、葱茎白、葱白头。

功能主治 除风湿，通奶汁，散乳痈，利耳鸣，涂犬毒。主治痛麻痹、虫积心痛、大人阳脱、阴毒腹痛、小儿盘肠内钓、妇人妊娠溺血。

释义 为百合科植物葱的鳞茎。夏、秋季采挖，除去须根、叶及外膜，鲜用。

性味 味辛，性温。

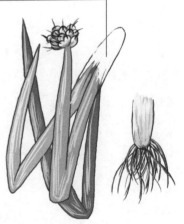

本草治方

方一 麻黄葱白膏敷脐

麻黄、葱白、苏叶、白芷、姜汁各等量。将麻黄、苏叶、白芷研粉，葱白捣如泥，姜汁调敷脐。本方有疏风解表、发散风寒的功效。主治风寒感冒。

方二 生姜葱白汁擦身

生姜、葱白、芫荽各10克，鸡蛋2个煮熟后去黄。将以上诸药混匀蒸熟，用干净纱布包裹后熨擦全身，取微汗为度。主治风寒感冒。

方三 豆豉葱白饮

淡豆豉9克，葱白5根，水煎后趁热服下。本方有发散风热、解表、和胃的功效。主治小儿夏日感冒。

注意事项

表虚多汗者忌服；忌与蜜、地黄、常山、枣同食。

芦根

别名 顺江龙、苇根、芦柴根、芦茅根。

【功能主治】

润肺和胃，清热生津，除烦止呕。主治热病伤津、烦热口渴、肺热咳嗽、痰黄稠、胃热口渴、呕逆、热淋、小便赤短。

释义 本品为禾本科草本植物芦根的地下茎。全国各地均有分布。春、夏或秋均可采挖，洗净，切段，鲜用或晒干用。

本草治方

方一　鲜芦根薄荷饮

鲜芦根20克，生石膏18克，薄荷4克，地骨皮、连翘、白薇、板蓝根各9克，银花15克。将除薄荷外的其他药加水浸泡，浓煎10分钟，下薄荷，继煮5分钟，去渣取清汁备用。每日1剂，每剂分2~3次服。主治外感发热。

方二　鲜芦根竹叶饮

鲜芦根100克，鲜竹叶50克。将芦根、竹叶煎水1碗。服下即退热。主治高烧不退。

方三　生芦根粥

鲜芦根500克，竹茹15克，生姜6克，粳米100克。芦根、竹茹煎水取汁，入粳米煮粥；米近熟时下生姜同煮至米熟。去姜食粥。本方以芦根清肺热，竹茹清热化痰，生姜止咳，主治小儿肺热咳嗽、痰黄稠、咽干口渴。

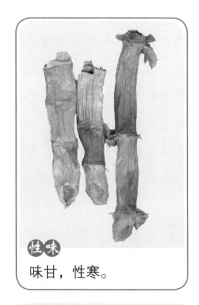

味甘，性寒。

注意事项

脾胃虚寒者慎服。

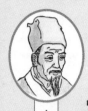
连翘

别名 旱连子、大翘子、连壳、空壳、黄花条。

功能主治 清热解毒，散结消肿。主治热病初起、风热感冒、咽喉肿痛、发热、心烦、斑疹、丹毒、瘰疬、痈疮肿毒、急性肾炎、热淋等。

◆**释义** 落叶灌木，高2～4米。枝细长，开展或下垂，嫩枝呈褐色，略呈四棱形，散生灰白色细斑点，节间中空。叶对生，叶片呈卵形、宽卵形、椭圆状卵形或椭圆形，两面均无毛。3—4月开花，花呈黄色，通常单朵或数朵生于叶腋，花先叶开放；花萼深4裂，边缘有毛；花冠深4裂，雄蕊2枚。7—9月结果，果实呈卵球形、卵状椭圆形或长卵形，先端喙状渐尖，表面有多数凸起的小斑点，成熟时开裂，内有多粒种子，种子扁平，一侧有翅。果实初熟或熟透时采收。初熟果实蒸熟晒干，尚带青色，称"青翘"；熟透的果实晒干，除去种子及杂质，称"老翘"；种子称"连翘心"。连翘药用部分主要是果实。

本草治方

性味 味苦，性寒。

连翘栀子饮

连翘、栀子、黄芩、牛蒡子、花粉、胆草、六一散各6克，枳壳3克，青黛3克，薄荷4.5克，芥穗4.5克，金银花12克，赤芍12克。将以上诸药煎2次，共煎成100毫升，每日1剂，分2～3次温服，年长儿可1次服。本方有疏风清热解毒的功效。主治小儿上呼吸道感染。

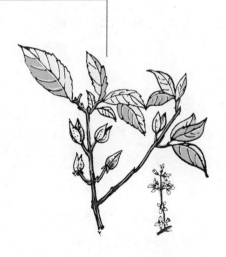

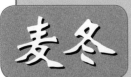

麦冬

别名 麦门冬、寸冬、韭叶麦冬、沿阶草、野麦冬、野韭菜。

【功能主治】

养阴润肺，养胃生津，清心除烦，润肠通便。

主治阴虚肺燥、咳嗽痰黏、心烦失眠、津伤舌红、内热消渴、肠燥便秘、虚痨咳嗽、咽白喉。

释义 多年生常绿草本植物，高15～40厘米。地下具细长葡匐枝。须根顶端或其一部分膨大成肉质的块根。叶多数丛生，呈窄线形，长15～40厘米，宽0.1～0.4厘米。花茎从叶丛间抽出，上部生多数淡紫色花。浆果球形，蓝黑色。夏季切取带须的块根，洗净晒3～4天，堆1～2天（上盖草包或麻袋），再晒，反复几次，晒至全干，除去须根。

本草治方

方一　麦冬石膏汤

麦冬2.25克，石膏、寒水石、甘草各1.5克，桂心1克。将以上诸药分别切碎，用500毫升水煎煮，取汁200毫升，每次服20毫升，每日3次。主治小儿未满百日伤于寒邪而致的鼻衄身热、呕吐气逆等。

方二　麦冬元参汤

麦冬4.5克，元参4.5克，川贝3克，葛根4.5克，连翘4.5克，荆芥3克，防风3克，豆豉3克，薄荷2.1克，甘草1.5克。将以上诸药水煎服，每日1剂。主治小儿发热。

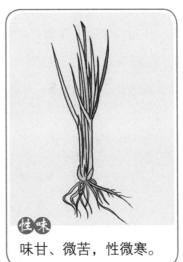

性味 味甘、微苦，性微寒。

注意事项

凡胃有痰饮湿浊、脾胃虚寒泄泻及暴感风寒咳嗽者忌服。

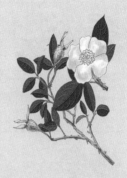

第五节

百日咳与本草治方

【病名细解】百日咳俗称鸡咳、鸬鹚咳。新生儿及婴幼儿患者易发生窒息危及生命。死亡病例中40%为5个月以内的婴幼儿。

【易患人群】约2/3的病例是7岁以下小儿，尤以5岁以下者居多。

【疾病诊断】开始有类似感冒的症状。3天左右症状减轻，唯咳嗽加重，渐渐转变成阵发性痉挛性咳嗽。用鼻咽分泌物涂片加荧光标记的抗血清，荧光显微镜下检查。早期患者75%～80%呈阳性。但也有假阳性。

竹沥

别名 竹油、淡竹沥。

【功能主治】

清热祛痰，镇惊利窍。

主治中风痰迷、肺热痰壅、惊风、癫痫、热病痰多、壮热烦渴、破伤风。

释义 竹沥为淡竹的茎用火烤灼而流出的液汁，是一种无毒、无副作用，药食两用的天然饮品。为青黄色或黄棕色液汁，透明，具焦香气。以色泽透明、无杂质者为佳。

本草治方

竹沥汤

竹沥100毫升，黄芩3.75克，木防己、羚羊角各0.75克，大黄6克，茵芋0.375克，麻黄、白薇、桑寄生、萆薢、甘草各1.5克，白术0.75克。将以上诸药分别切碎，用水500毫升煎煮，煎至药汁减半，放入竹沥再煎，取汁200毫升，每次服40毫升，2服间隔约1小时。此方为清肺止咳方，主治小儿咳嗽。

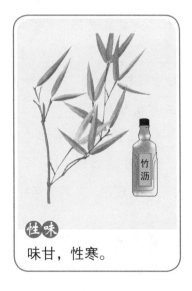

性味 味甘，性寒。

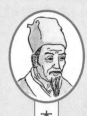

梨

别名 快果、果宗、玉乳、蜜父。

功能主治 治热嗽,止渴,润肺凉心,消痰降火,解疮毒、酒毒。主治咳热、中风不语、伤寒发热,解丹石热气、惊邪,利大小便。

释义 梨树到处都有,树高6~10米,尖叶光滑且有细齿,2月开白色的花,梨的品种很多,有青、黄、红、紫等颜色。

本草治方

性味 味甘、微酸,性寒,无毒。

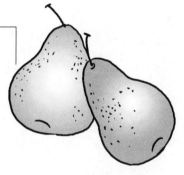

方一 鸭梨粥

鸭梨3个,大米50克。将鸭梨洗净,加水适量煎煮半小时,捞去梨渣,加入米煮粥,趁热食用。本方有润肺清心、消痰降火的功效。主治小儿肺热咳嗽。

方二 大梨麻黄汤

大梨1个,麻黄1克。将梨心挖去装入麻黄,盖平,放碗中蒸熟,然后去麻黄,食梨饮汁。每日1次,分食。可用于治疗幼儿百日咳。

方三 生梨核桃仁汁

生梨150克,核桃仁(保留皮)、冰糖各30克。将生梨洗净,切碎,再将核桃仁切碎捣烂,加适量水煮成汁即成。每次服1匙,每日3次,连服数日。可用于治疗幼儿百日咳。

注意事项

梨忌与螃蟹、鹅肉同食;有慢性胃炎、肠炎、消化不良和慢性腹泻者慎食。

川贝母

别名 叶贝母、尖贝母、尖贝、贝母。

【功能主治】

清热化痰，润肺止咳。

主治虚劳咳嗽、心胸郁结、肺痈、肺痿、喉痹、乳痈、吐痰咯血。

释义 为百合科多年生草本植物暗紫贝母、棱砂贝母、卷叶贝母、甘肃贝母、康定贝母的鳞茎。主要产于四川、青海、云南等地。鳞茎于每年夏、秋采挖，晒干药用。

本草治方

方一　川贝母冰糖饮

川贝母3克，冰糖6克，梨1个。将川贝母、冰糖置于去核梨中，文火炖服。主治小儿肺阴虚咳嗽。

方二　川贝母蒸鸡蛋

川贝母3克，研成粉，装入鸡蛋，用湿纸封闭，蒸熟吃。每次吃1个，早晚各1次。主治百日咳、肺虚症。

方三　川贝鹿茸饮

川贝母10克，鹿茸血末10克，冰糖50克，雪梨1个。将梨去皮切片，川贝母、鹿茸血末散布中间，文火炖熟后入冰糖待溶化，每天分3次将汁饮下，并食梨片。本方有清肺宁嗽化痰的功效，主治小儿咳嗽。

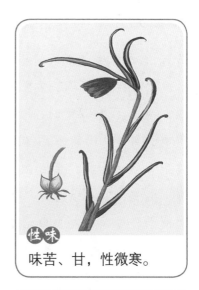

性味

味苦、甘，性微寒。

注意事项

孕妇及寒湿咳嗽患者忌用；忌与乌头、秦艽、矾石同用。

197

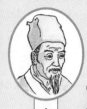

款冬花

别名 款冻、颗冻、菟奚、虎须。

功能主治 能润心肺、益五脏、除烦消痰、清肝、聪耳明目。主治咳嗽气喘、哮喘及咽喉肿痛等症。

释义 叶像葵且大，根呈紫色。在12月开黄花，有青紫色的花葶，离地3~4厘米，初出时像菊花的葶，通直而肥实，不结种子。它不畏寒冷，3~4月就率先长出。虽被冰雪覆盖，时间一到也照样发芽生长。

本草治方

性味 味辛，性温，无毒。

方一 八味生姜煎

款冬花、甘草、紫菀各9克，生姜21克，干姜12克，桂心6克，杏仁15克，蜂蜜200毫升。将以上诸药切捣混合研为细末，置微火上煎熬成饴糖，去渣，依据小儿的年龄，让其啥化咽下，百天以内的小儿每次吞咽如枣核大小的1枚，每日4~5次，疗效显著。此方为宣肺止咳方，主治小儿咳嗽。

方二 款冬花汤

款冬花9克，用水煎煮20分钟，取汁饮服。本方有润肺化痰、止咳平喘的功效。主治肺燥咳嗽、痰中带血、气喘胸闷等。

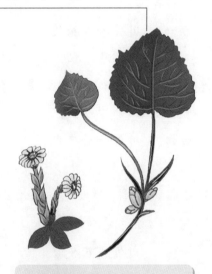

注意事项

高血压患者慎用；阴虚咳嗽患者忌用；忌与贝母、麻黄、黄芪、皂荚、黄连、玄参等药物同用。

第六节

小儿腹泻与本草治方

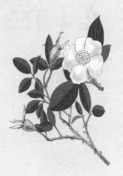

【病名细解】小儿腹泻是由多种病原及多种因素引起的一种疾病，根据病因分为感染性和非感染性两类，是由多病原、多因素引起的以腹泻为主的临床综合征。夏季腹泻通常是由细菌感染导致，多为黏液便，有腥臭味；秋季腹泻多由轮状病毒引起，以稀水样或稀糊便多见，但无腥臭味。腹泻的高峰主要发生在每年的6月至次年1月。

【易患人群】发病年龄多在2岁以下，1岁以内者约占50%，6~11个月的婴儿尤为高发。全世界每年死于腹泻的儿童高达500万~1800万人。在我国，小儿腹泻是仅次于呼吸道感染的第2位疾病。

【疾病诊断】大便性状有改变，呈稀便、水样便、黏液便或脓血便，而且大便次数比平时多。根据病程看，病程在2周以内的为急性腹泻，病程在2周至2个月的为迁延性腹泻；病程在2个月以上的为慢性腹泻。根据病情来看，无脱水、无中毒症状为轻型，轻至中度脱水或有轻度中毒症状为中型，重度脱水或有明显中毒症状为重型。

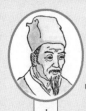

石榴皮

别名 酸榴皮、石榴壳、西榴皮等。

功能主治 涩肠收敛,止血,杀虫祛蛔。主治久泻、久痢、滑精、崩漏、脱肛、虫积腹痛等。

释义 为石榴科植物石榴的果皮。每年秋季果实成熟顶端开裂时采摘,取其皮,切瓣晒干,或微火烘干,以备药用。

本草治方

性味 味酸、涩,性温。

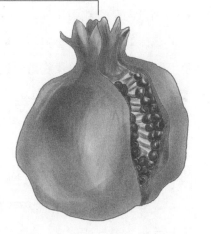

方一 高粱米石榴皮汁

高粱米30克(炒裂),石榴皮15克。先将高粱米加清水300毫升烧开,再加石榴皮,小火煮20分钟,去渣取汁。分2~3次服。可用于治疗小儿腹泻。

方二 石榴皮汤

石榴皮8克,水煎频服,代茶饮。主治小儿久泻。

方三 石榴皮黄芩饮

石榴皮、黄芩、白芍、山楂曲、云苓、干荷叶、炒二芽各6克,葛根4克。将以上诸药用水煎服,少量频服。主治婴幼儿腹泻。

注意事项

泻痢初起者忌用。

藿香

别名 土藿香。

【功能主治】

芳香化浊，开胃止呕，发表解暑。主治湿阻中焦引起的食欲不振、脘痞呕吐、暑湿倦怠、胸闷不舒等症。

释义 为唇形科多年生草本植物广藿香或藿香的地上部分。全国各地均有生产。于每年夏、秋季枝叶茂盛时采收。经炮制后入药。

本草治方

方一 藿香乌梅汤

藿香10克，乌梅10克，厚朴4克，苍术4克，半夏3克，陈皮5克，白芍10克，木瓜10克，茯苓10克，苡仁10克，凤尾草10克，地锦草10克，甘草3克。将以上诸药用水煎服，亦可制成糖浆。以上剂量适用于1～3岁患儿。本方有调理脾胃、止泻止痛的功效。主治小儿夏秋腹泻。

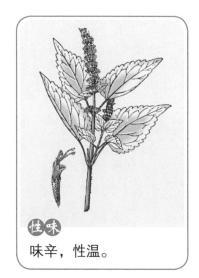

性味

味辛，性温。

注意事项

阴虚火旺者忌服。

方二 藿香人参汤

藿香、人参、茯苓、白术、木香各6克，葛根12克，甘草3克。将以上诸药用水煎服，每日1剂，分4～5次服。主治慢性非特异性腹泻。

方三 党参藿香汤

党参3克，藿香1.5克，白术2克，茯苓3克，葛根2克，木香1.5克，炙甘草1.4克，儿茶1.5克。将以上诸药用水煎服，每日1剂。本方有补脾益胃、理气祛温的功效。主治婴幼儿秋季腹泻。

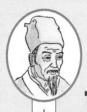

胡萝卜

别名 甘荀。

功能主治 下气调补中焦,利胸膈和肠胃,安五脏,增强食欲,对人体有利。主治小儿营养不良、麻疹、夜盲症、便秘、高血压、肠胃不适、饱闷气胀等。

释义 根有黄色、红色两种,带点蒿气,长约20厘米,大的胡萝卜有手握满那么粗。3—4月茎高0.6~1米,开碎小的白花,形状像伞,胡萝卜子有毛,呈褐色,气味有点像萝卜,因是元代从西域引种的,所以得名胡萝卜。

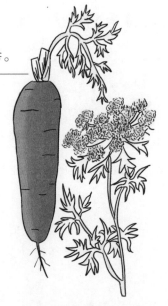

本草治方 | **性味** 味甘、辛,性温,无毒。

方一 红糖胡萝卜汁

胡萝卜100克。将胡萝卜煮熟后捣碎挤汁,加水1酒杯,再加少许红糖,按日常奶量喂1~2小勺即可。本方可用于治疗婴儿腹泻。

方二 胡萝卜汤

鲜胡萝卜250克。将鲜胡萝卜洗净,连皮切成块,放到锅中,加水适量,食盐3克,煮烂,去渣取汁,一天分2~3次服完。主治小儿腹泻。

子

功能主治 治久患痢疾。

注意事项

白萝卜主泻,胡萝卜为补,二者忌同食;酒与胡萝卜不宜同食。

大蒜

别名 胡蒜、蒜头、大蒜头。

【功能主治】

消食理气，温中健胃，解毒杀虫。主治脘腹冷痛、饮食积滞、水肿胀满、泄泻、痢疾、疟疾、百日咳、痈疽肿毒等症。

释义 为百合科葱属植物蒜，以鳞茎入药。6月叶枯时采挖，除去泥沙，通风晾干或烘烤至外皮干燥备用。

本草治方

热大蒜

大蒜头（未去皮）1个。将大蒜用小火烧烤并不时翻动，使大蒜外皮烧糊，蒜瓣烧软、烧熟，然后将烧熟的蒜肉碾碎，喂给婴儿。主治婴儿腹泻。

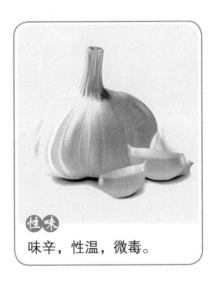

性味
味辛，性温，微毒。

注意事项

阴虚火旺及慢性胃炎、胃溃疡患者慎食。

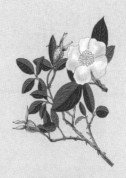

第七节
小儿呕吐与本草治方

【病名细解】指从口吐出胃中内容物的一种症状，但就其根本，《圣济总录》记载："小儿呕吐者，脾胃不和也。或因啼呼未定而遽饮乳；或因乳食中伤冷，令儿饮之，皆致呕吐。"多由乳食过多，停滞中脘，损伤胃气，不能运化所致。亦有因感触惊异，蛔虫内扰和痰饮壅盛而成。临床常分伤乳吐、伤食吐、寒吐、热吐、积吐、虫吐、惊吐、痰湿吐等。

【易患人群】饮食不节者；先天性消化道发育畸形者；炎症患者；脑神经系统疾病及中毒患者。

【疾病诊断】粪便异常可表现为性状、量、时间和次数及排出部位等异常，短期数次呕吐，同时大便次数和量减少、干燥，病儿无其他明显不适，则消化功能紊乱可能性大；如伴有稀便、发热表示有胃肠炎。在此基础上，要配合体检、影像学检查等综合研判。

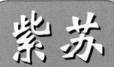

紫苏

别名 苏叶。

【功能主治】

理气宽中，散寒解表。

主治风寒感冒、胸腹胀满、恶寒发热、咳嗽、气喘、胎动不安等。

释义 为唇形科植物紫苏的叶。通常于白露前后枝叶茂盛花序刚长出时采收，置通风、干燥处阴干备用。

本草治方

紫苏粥

鲜苏叶5克，粳米30克。先以粳米煮粥，将熟时加入苏叶，稍煮即可食用。本方有发汗解表、温中和胃的功效。主治风寒感冒、恶心呕吐、腹胀、胃痛、发热恶寒、无汗。

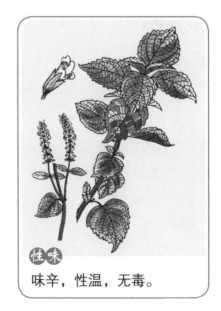

性味

味辛，性温，无毒。

注意事项

温病及气弱者忌服；本品忌久煎。

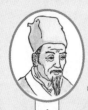

高良姜

别名 小良姜、风姜。

功能主治 温胃散寒，消食止痛。主治胃寒呕吐、脘腹冷痛、嗳气吞酸。

释义 为姜科植物高良姜的干燥根茎。通常于夏末秋初采挖，除去须根及残留的鳞片，洗净，切段，晒干备用。

本草治方

性味 味辛，性热。

两姜粥

干姜3克，高良姜3克，大米60克。先煎干姜、高良姜取汁，去渣，再入大米，同煮粥，早晚各服1次。本方有温中和胃、祛寒止痛的功效。适用于脾胃虚寒、脘腹冷痛、呕吐、呃逆、泛吐清水、肠鸣、腹泻的患儿。

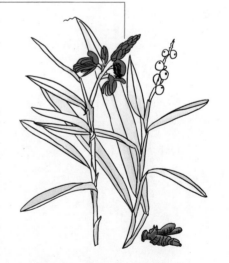

注意事项

孕妇忌服；阴虚有热者忌服。

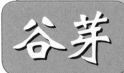

谷芽

 稻蘖、蘖米、谷蘖。

【功能主治】

健脾，开胃，和中，消食。主治宿食不化、脘腹胀满、不思饮食、泄泻等。

释义 为禾本科植物谷的成熟果实，且为经加工而发芽者。

本草治方

方一　曲芽煎

焦神曲15克，炒谷芽15克，水煎，少量多次服。本方有消积开胃的功效，适用于伤谷食吐、因多食米饭类呕吐或腹胀者。

方二　谷芽苏梗汤

谷芽15克，苏梗15克，藿香6克，蝉蜕、防风各4.5克，云苓9克，薄荷（后下）3克，川连2.1克。将以上诸药用水煎服。主治小儿外感风滞，有呕吐、发热者。

方三　谷芽山楂汤

谷芽12克，山楂6克，陈皮9克，红曲6克。将以上诸药用水煎服。主治饮食停滞、胸闷胀痛、呕吐。

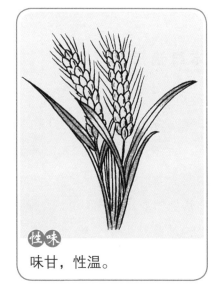

性味

味甘，性温。

注意事项

胃下垂者忌用。

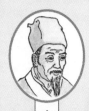

白扁豆

 别名 白藊豆、眉豆、羊眼豆、茶豆、小刀豆、眉豆等。

 功能主治 补脾，和中，化湿，消暑。主治脾胃虚弱、暑湿吐泻、食欲不振、胸闷腹胀、大便溏泻、白带过多等。

释义 本品为双子叶植物豆科扁豆的成熟种子。秋季种子成熟时摘取荚果，剥出种子，晒干，拣净杂质备用。

 本草治方

性味 味甘，性微温。

二豆粥

白扁豆50克，绿豆50克，粳米100克，白糖适量。将前3味同煮成粥，加糖食之。本方有清暑和中的功效。扁豆清暑化湿、健脾和中，与绿豆同用既能清暑除烦，又能生津解渴，煮粥食用，以增强滋润之性。宜暑湿、脾胃失和、吐泻、烦渴者食之，清香适口。

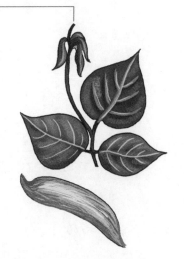

注意事项

患寒热病者忌食。

第八节

小儿肺炎与本草治方

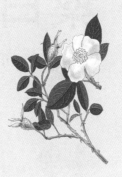

【病名细解】小儿肺炎是一种临床常见病，四季均易发生，临床表现为咳嗽、发热、呼吸困难，也有不发热而咳喘重者。其病因主要是小儿素喜吃过甜、过咸、油炸等食物，致宿食积滞而生内热，痰热壅盛，偶遇风寒使肺气不宣，二者互为因果而发生肺炎。

【易患人群】产前缺氧胎儿；小儿饮食过甜者；饮食过咸者；食油炸食品过多者。

【疾病诊断】发热无汗、恶寒肢冷、咳喘痰稀、鼻塞流涕、舌苔薄白、脉浮或紧，多为风寒闭肺型；发热有汗，或微恶寒、咳嗽气促、喘憋痰鸣，甚者高热口渴、烦躁鼻煽、精神萎靡、口唇青紫、尿黄便干、舌苔黄厚、脉浮数，多为风热闭肺型；证见面色白、咳喘痰稀、气短乏力、自汗、四肢欠温、食少便溏、舌质淡、苔白、脉沉细无力。治宜扶正益肺、止咳化痰，多为脾肺气虚型；咳嗽痰多、痰黄黏稠、胸憋鼻煽、口唇青紫、心烦不安、面赤口渴、喉间痰鸣、舌苔黄、脉滑数，多为痰热闭肺型。

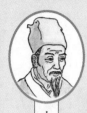

桑白皮

别名 桑根皮、桑根白皮、白桑皮。

功能主治 清肺平喘,利水消肿。主治肺热咳喘、痰多、面目浮肿、小便不利等症。

释义 为双子叶植物桑科桑树的根皮。每年冬季采挖,洗净,去掉表面黄色粗皮,剥取皮部晒干。以色白、皮厚、粉性足者为佳。

本草治方

性味 味甘,性寒。

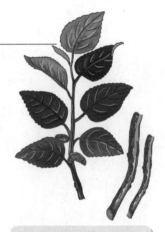

方一 桑白皮杏仁粥

桑白皮15克,杏仁6克(去皮尖),生姜6克,大枣5枚(去核),粳米150克,牛奶30毫升。将杏仁研泥,调入牛奶,取汁;桑白皮、生姜、大枣水煎取汁,以药汁入粳米煮粥,将熟时入杏仁汁再稍煮即成。每日分数次热服。杏仁、桑白皮宣肺止咳、降气平喘;生姜发散风寒;粳米、大枣及牛奶补益肺胃。全方扶正达邪,适用于风寒咳嗽、喘急痰多、体质虚弱、食纳不佳之患儿。本方有宣肺、止咳、平喘的功效。主治小儿肺炎。

注意事项

高血压患者慎用。

方三 桑白皮桃仁饮

桑白皮、桃仁、杏仁、丹参、浙贝各6克,鱼腥草8克,桔梗、生甘草各3克,黄芩、地龙、车前子各5克。将以上诸药水煎,每日1剂,分3次服;小于2岁者药量减半。少数患儿酌情使用抗生素。主治小儿肺炎。发热者,加生石膏;痰多者,加天竺黄、姜半夏;便秘者,加制大黄;便溏者,加炒白术、茯苓。

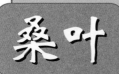

桑叶

别名 桑树叶、霜桑叶、冬桑叶、白桑叶等。

【功能主治】

清肺润燥，平抑肝阳，疏散风热，清肝明目。

主治风热感冒、头痛咳嗽、肺燥干咳、肝热目赤、血热吐衄、肝阳眩晕。

释义 为桑科落叶乔木植物桑树的叶。初霜后采收，先除去杂质，然后晒干。以叶大、色绿、完整、无霉杂者为佳。

本草治方

方一　桑菊杏仁饮

桑叶9克，菊花9克，杏仁泥6克，蜂蜜15克。将桑叶、菊花、杏仁泥共煎煮取汁，调入蜂蜜即成。每日1剂，代水饮用。桑叶、菊花清轻散邪，为辛凉解表之要药；杏仁宣肺降逆；蜂蜜调味止咳。本方有辛凉清热、宣肺止咳的功效。

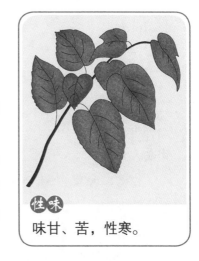

性味

味甘、苦，性寒。

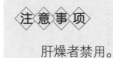

注意事项

肝燥者禁用。

方二　桑叶沙参饮

桑叶6~10克，沙参8~12克，麦门冬8~12克，百合8~12克，白扁豆6~10克，杏仁6~10克，桔梗6~10克，地骨皮6~10克，百部6~8克，甘草3~6克。将以上诸药水煎取汁100~200毫升。分2~3次服，每日1剂。主治小儿肺炎。热重阴伤者，加生石膏12~18克，竹叶6~10克；久病阴伤者，加太子参6~10克，山药、白术各6~8克；痰多者，加桑白皮、炙枇杷叶6~8克。

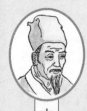

甘遂

别名 甘藁、陵藁、甘泽、重泽、苦泽、白泽等。

功能主治 消肿散结，泻水逐饮。主治水肿胀满、痰饮积聚、痰迷癫痫、痈肿疮毒、苦寒降泄、能通利二便而泻水逐饮。

释义 陕西、山东、甘肃、河南等地均有。苗像泽漆，茎短小而叶含有汁液。根皮呈红色，肉呈白色，做连珠状，大的如指头。

本草治方

性味 味苦，性寒，有毒。

甘遂大戟散

甘遂、大戟、芫花各5～10克。将以上诸药以醋煮沸后晾干，研成细粉，根据年龄及身体状态服用0.5～2克，每日服1次，用大枣10枚煎汤约50毫升冲服。本方有消肿、散结、逐饮的功效。主治小儿肺炎。

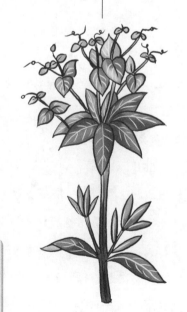

注意事项

体弱者及孕妇忌用，不宜与甘草同用。

太子参

别名 孩儿参、童参。

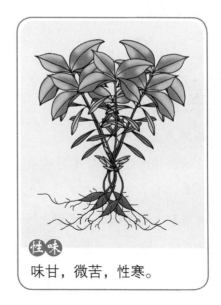

【功能主治】

益气补虚，健脾润肺，生津止渴。主治脾胃虚弱、神倦乏力、不思饮食及气阴两伤引起的干咳、盗汗、失眠等症。

释义 为石竹科草本植物孩儿参的块根。每年夏季茎叶枯萎时采挖，去须根，洗净，晒干备用。

本草治方

方一　太子参石膏汤

太子参15克，生石膏30克，半夏、麦冬、炙甘草、竹叶各10克。将以上诸药水煎，每日1剂，分2次服。主治小儿麻疹、肺炎。咳重者，加黄芩、枇杷叶、杏仁；午后发热严重者，加银柴胡、青蒿、丹皮、白薇；咽喉痛者，加元参、赤芍；气虚自汗者，加生黄芪、牡蛎等。

方二　太子沙参粥

太子参、北沙参、枇杷叶各10克，粳米120克。北沙参、枇杷叶煎水取汁，放入太子参、粳米煮成稀粥。以白糖调味吃。随量服用，主治小儿肺炎。本方以太子参、北沙参养阴润燥，以枇杷叶清热化痰、止咳。可用于治疗阴虚肺热、咳嗽咽干。

性味

味甘，微苦，性寒。

注意事项

表实邪盛者忌用。

第五章　益智健体：儿童与本草治方

213

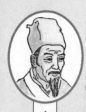

西洋参

 花旗参、洋参、西参。

功能主治 补气,养阴,清火,生津。主治气虚阴亏、咳喘痰血、内热、消渴、虚热烦倦、口燥咽干等。

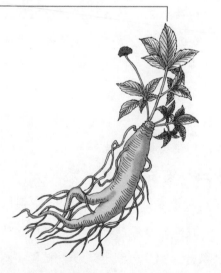

释义 为五加科草本植物西洋参的根。秋季采挖,去分枝、须尾,晒干或烘干。或撸去外皮,用硫黄熏后晒干。切片用。

性味 味甘、微苦,性寒。

本草治方

西洋参麦冬饮

西洋参3～6克(另煎),麦冬15克,五味子3克。将以上诸药用水煎服,每日1剂,不拘时茶饮。主治重症婴幼儿肺炎多为气阴两伤之症,故以生脉散补气养阴生津,且可强心、流畅血脉、促进肺内炎症吸收。

注意事项

中阳衰微、胃有寒湿者忌服,忌与藜芦同用。

本草纲目家庭养生说明书

牛蒡子

别名 牛蒡、大力子、鼠粘子、恶实、蝙蝠刺。

【功能主治】

疏风散寒，利咽消肿，解毒透疹。主治风热感冒、咽喉肿痛、咳嗽痰多、风疹、麻疹、痈肿疮毒等。

释义 二年生草本植物，高1～1.5米。主根肥大肉质。根生叶丛生，呈阔卵形，长40～50厘米；茎上部的叶逐渐变小，叶片表面有纵沟，反面密生灰白色短绒毛，边缘稍带波状或齿牙状。头状花呈紫色，生枝梢，苞片呈披针形或线形，先端延长而成钩状针刺，多列，向四方开散，成为钩刺的圆球。瘦果呈长圆形，稍弯曲，略呈三棱形，灰褐色。果实入药，秋季采收，晒干。

本草治方

牛蒡子麻黄汤

牛蒡子5～8克，麻黄5～10克，川贝母5～10克，天竺黄5～10克，桔梗5～8克，知母5～8克，法半夏6～8克，苦杏仁6～10克，柴胡8～10克，黄芩10克，茯苓10克，连翘10～15

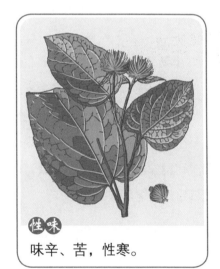

性味

味辛、苦，性寒。

克，板蓝根10～15克，石膏20～50克。将以上诸药水煎取浓汁2次，每次约100毫升，每日服2次，每日1剂。主治小儿肺炎。

注意事项

气虚便溏者忌用。

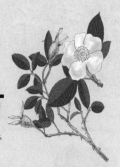

第九节

小儿阑尾炎与本草治方

【病名细解】阑尾是位于腹部的右下方，附着于大肠上的狭窄、手指样中空器官。阑尾在发炎时可能引起严重问题。因为其腔很小，十分容易发炎。例如，食物和粪便可以进入并潴留阑尾，引起阑尾肿胀，导致感染和疼痛。

【易患人群】缺少锻炼者；暴饮暴食者；有肠道寄生虫者。

【疾病诊断】小儿阑尾炎发病急骤，体温可很快升高至38～39℃，尤以小儿急性阑尾炎病情发展快且重，早期即出现发热、呕吐、腹痛等症，几乎所有的腹痛第一次出现时均位于肚脐的周围。但右下腹体征不明显，很少有局部压痛和肌紧张现象。切记，患阑尾炎时，胃痛发生于呕吐之前而不是呕吐之后。

蒲公英

别名 蒲公丁、真痰草、狗乳草、黄花地丁。

【功能主治】清热解毒，消肿散结，乌须发，壮筋骨。主治上呼吸道感染、急性阑尾炎、肝炎等。

释义 为菊科植物蒲公英、碱地蒲公英或同属数种植物的干燥全草。春至秋季花初开时采挖，除去杂质，洗净，晒干。

本草治方

方一 蒲公英败酱草汤

蒲公英、败酱草、忍冬藤各30克，红花、桃仁、丹参、乌药、赤芍各10克，生薏苡仁、茯苓各20克，木香、甘草各6克。将以上诸药用水煎煮，每日1剂，分2~3次服。主治阑尾炎。

方二 银花蒲公英汤

金银花、蒲公英各15克，陈皮、青皮、炒枳壳、连翘、甘草各10克，乳香12克，川楝子20克。将以上诸药用水煎服，每日1剂。本方有理气泄热、解毒散结的功效。主治阑尾炎。

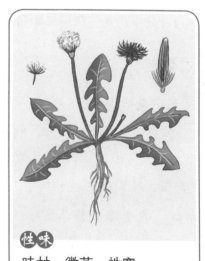

性味 味甘，微苦，性寒。

注意事项

阳虚外寒、脾胃虚弱者禁用。

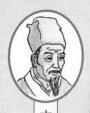

鬼针草

别名 鬼钗草、婆婆针、刺儿鬼、鬼蒺藜、鬼菊。

功能主治 清热解毒,消肿散瘀。主治疟疾、腹泻、痢疾、肝炎、急性肾炎、胃痛、噎膈、肠痈、咽喉肿痛、跌打损伤、蛇虫咬伤。

◆释义◆ 为菊科植物鬼针草的全草。一年生草本植物,高40~85厘米。干燥全草,茎略呈方形,幼茎有短柔毛。叶纸质而脆,多皱缩、破碎,常脱落。茎顶常有扁平盘状花托,着生10多个呈针束状、有四棱的果实,带有头状花序。生于路边、荒野或住宅旁。全国大部分地区均有分布。夏、秋间采收地上部分,晒干。

性味 味苦,性平,无毒。

本草治方

方一 鬼针草饮

取干鬼针草15~30克(鲜鬼针草45克),煎服,或加冰糖、蜂蜜、牛乳同服,每日1剂。主治阑尾炎。

方二 鬼针草败酱草饮

鬼针草、败酱草各30克,加水3碗,煎至1碗,频频呷服。每日1剂,重症患者每日2剂。主治急性阑尾炎。

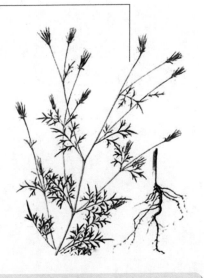

注意事项

孕妇忌服。

枳实

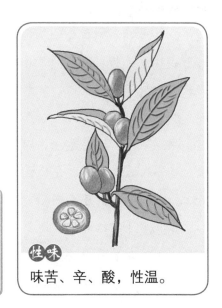

别名 香橙、枸头橙、臭橙。

【功能主治】

化痰散痞，破气消积。

主治积滞内停、痞满胀痛、大便不通、泻痢后重、痰滞、气阻胸痹、胃下垂、脱肛、子宫脱垂等。

释义

枳实为芸香科植物酸橙、枸橘或香圆的幼果。果实呈半球形，少数呈球形，直径0.8～3厘米。外表面呈灰绿色、棕绿色或黑绿色，粗糙，密被小油点及黄色斑点，顶端有微凸柱基，基部有果梗痕。横剖面外层果皮呈淡黄色，厚3～7毫米，边缘有油室1～2列，果瓤10～13瓣。质坚硬。5—6月采摘幼果，自中部横切为两半，晒干或低温干燥。较小者可整体干燥。

本草治方

枳实桃仁汤

枳实、桃仁、香附各15克，栀子、麦芽、山楂、木香、鸡内金各10克，远志、神曲、枳壳、甘草各5克。将以上诸药用水煎服，每日1剂。主治慢性阑尾炎。

注意事项

脾胃虚弱及孕妇慎用。

性味

味苦、辛、酸，性温。

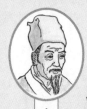

紫花地丁

别名 地丁草、地丁、箭头草、独行虎、羊角子、米布袋。

功能主治 清热解毒，凉血消肿。主治一切痈疽发背、疔肿瘰疬、无名肿毒恶疮。

释义 叶子似柳叶，有点细，夏天开紫色的花、结角子。在平地生长的有茎，在沟壑边生长的有蔓。夏季果实成熟时采收，洗净晒干，切段，生用。鲜用随时可采。

本草治方

性味 味苦、辛，性寒，无毒。

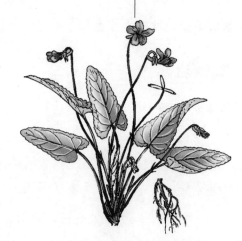

方一 紫花地丁桃仁散

紫花地丁、桃仁各24克，乳香、没药各10克，附子1.5克，蒲公英、生大黄、生薏苡仁、败酱草各30克，元明粉、冬瓜仁、丹皮各18克。将以上诸药装入纱布袋，封袋口置于锅内，加水4碗，文火煎30分钟，入白酒25克，乘温取出，略挤去水，敷疼处。本方有通滞清热、去淤解毒的功效。主治急性阑尾炎。

方二 紫花地丁丹皮汤

紫花地丁、红丹皮、蒲公英、败酱草各30克，黄连4.5克，生大黄（后下）、川朴各9克，火生地15克。将以上诸药用水煎服，每日1剂。本方有凉血解毒、通腑泄热的功效。主治阑尾脓肿。

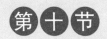

第十节

小儿湿疹与本草治方

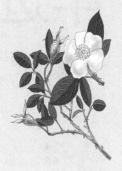

【病名细解】小儿湿疹是一种变态反应性皮肤病，就是平常所说的过敏性皮肤病。主要原因是对食入物、吸入物或接触物不耐受或过敏。患有湿疹的孩子起初皮肤发红、出现皮疹，继之皮肤发糙、脱屑，抚摸孩子的皮肤如同触摸砂纸。遇热、遇湿都可使湿疹表现显著。

【易患人群】脂肪多、爱出汗的小儿；体重超标、渗出性体质或过敏性体质的小儿。父母有过敏性疾病，如过敏性鼻炎、过敏性哮喘、荨麻疹、皮肤划痕试验阳性等，子女患湿疹的概率高。

【疾病诊断】从症状表现来看，湿疹多长在头面部、颈背和四肢。刚开始为米粒大小的红色丘疹或斑疹，散在或密集，一般由面部开始，后逐渐增多，伴有小水疱。水疱破溃后有黄白色浆液渗出。

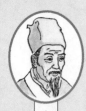

半边莲

别名 急解索、细米草、蛇利草。

功能主治 清热解毒,利水消肿。主治肺病热咳、腮腺炎、小便不利、风湿骨痛、痈肿热毒、血痢。

释义 为桔梗科植物半边莲的全草。主要产于湖北、湖南、江西、安徽、四川、江苏、广东等地。原植物生于水田边、路旁、潮湿的阴坡荒地。喜温暖湿润气候,耐寒、耐涝、怕旱,在疏松肥沃的黏土壤中最易生长。全年采全草,晒干备用或鲜用。

性味 味微辛,性凉,有毒。

本草治方

半边莲红枣饮

半边莲、乌韭、白英各15克,金银花6克,红枣7个。将以上诸药以净水600毫升煎取200毫升,去渣以汤药代水饮。婴幼儿可用奶瓶吮服,分3～4次服。日服1剂。1个疗程为5～10剂。本方有清热解毒、益气养血的功效。主治婴儿湿疹、大便溏薄。

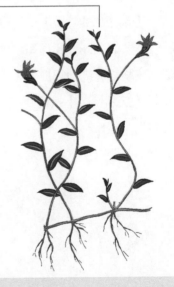

注意事项

虚症忌用。

苍耳

别名 常思、卷耳、猪耳、羊负来、地葵、道人头。

【功能主治】

聪耳明目，轻身，使人肌肤润泽，精力旺盛。

治风寒头痛、风湿麻痹、四肢拘挛痛、恶肉死肌疼痛。久服益气，治肝热。

释义 它的叶子呈青白色像胡荽，茎枝柔软蔓延生长，可煮来吃，滑溜味淡。4月中旬长子，形状像妇人戴的耳环。4~9月结果实，比桑椹短小且多刺。嫩苗可以炒熟食用，用水浸淘拌着吃，可以充饥。它的子炒去皮，研成面，可做成饼，也可熬油点灯。

本草治方

苍耳子洗液

苍耳子、蛇床子、地肤子、苍术、白鲜皮、生大黄、黄柏、知母、蒲公英、苦参、野菊花、百部、生甘草各100克。将以上诸药水煎外洗患处，每日3次。主治婴儿湿疹。

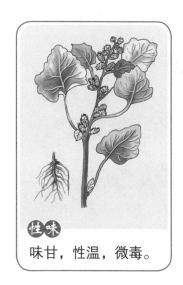

性味

味甘，性温，微毒。

注意事项

血虚之头痛、痹痛患者忌服。

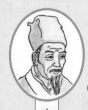

茵陈

别名 茵陈蒿、绵茵陈、西茵陈、绒蒿、猴子毛。

功能主治 清热解毒，通经接骨。主治湿疮瘙痒、黄疸尿少、传染性黄疸型肝炎。

释义 为菊科植物茵陈蒿的幼苗。于每年春季幼苗高6~10厘米时采收，除去老茎及杂质，晒干备用。

本草治方

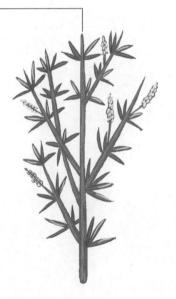

性味 味辛、苦，性平。

方一 茵陈丹参煎

茵陈、丹参、败酱草各30克，苦参25克，黄柏、通草各15克。将以上诸药水煎3次后合并药液（约200毫升），取其中100毫升分3次口服；余液外洗患部，每日2~3次，每日1剂。主治婴儿湿疹。

方二 茵陈荷叶散

茵陈30克，荷叶15克，蜂蜜适量。将前2味烘干，研末，每次5克，蜜水送服。主治荨麻疹、皮肤肿痒。

方三 茵陈苦参汤

茵陈30克，苦参20克，石菖蒲15克，千里光20克。将以上诸药煎水清洗患处。主治湿疹。

注意事项

茵陈只有3月采摘才有效。